W0048051

Cramer

**Tinnitus:
Wirksame Selbsthilfe
durch Musiktherapie**

Die Autorin

Annette Cramer studierte Musik, Psychologie und Philosophie und schloss das weiterführende Studium musikalische Heilpädagogik und Musiktherapie an.

Seit 1979 arbeitet sie als freiberufliche Musiktherapeutin in eigener Praxis in München; von 1998–2001 war sie zusätzlich in der HNO-Klinik Dr. Gaertner tätig. Hier entwickelte sie durch ihre spezielle Erfahrung mit Tinnitus- und Patienten mit allgemeinen Stress-Symptomen die tinnituszentrierte Musiktherapie. Über diese verfasste sie auch ihre Dissertation.

Sie ist Autorin mehrerer Fachartikel und Bücher.

Annette Cramer

Tinnitus: Wirksame Selbsthilfe durch Musiktherapie

- Einfach auswählen: Ihr individuelles Training gegen Ohrgeräusche
- Mit Tiefenentspannung gegen Ihren Hörstress
- Viele Klang- und Musikbeispiele für besseres Hören

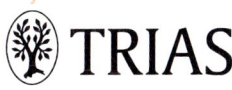 TRIAS

Leserservice:

Wenn Sie Fragen oder Anregungen zu
diesem Buch haben, schreiben Sie uns:
TRIAS Verlag
Postfach 30 05 04
70445 Stuttgart
Oder besuchen Sie uns im Internet
unter www.trias-gesundheit.de

Die Deutsche Bibliothek –
CIP-Einheitsaufnahme
Ein Titeldatensatz für diese
Publikation ist bei Der Deutschen
Bibliothek erhältlich.

Umschlaggestaltung:
Cyclus · Visuelle Kommunikation,
Stuttgart
Unter Verwendung eines Fotos
von Stock Market

Programmplanung:
Sibylle Duelli

Außenlektorat:
Dr. Annalisa Viviani

Dieses Buch wurde in der neuen
deutschen Rechtschreibung verfasst.

Gedruckt auf chlorfrei gebleichtem
Papier

© 2002 TRIAS Verlag in MVS Medizin-
verlage Stuttgart GmbH & Co. KG
Printed in Germany

Satz: Fotosatz H. Buck, Kumhausen
Druck: Westermann Druck
Zwickau GmbH, Zwickau

ISBN 3-8304-3007-8   1 2 3 4 5 6

Zu diesem Buch

Die Wirk- und Einsatzmöglichkeiten der Musiktherapie sind derart vielfältig, dass bisher keine einheitlichen Anwendungen bei Tinnitus bestanden. Inzwischen wird an verschiedenen Modellen gearbeitet, die in der Regel die rezeptive Form vertreten. Dies bedeutet, dass die Musik- oder Klangtherapie nicht über das eigene Tun durch die Improvisation (aktive Form), sondern nur über das Zuhören wirkt. Mit diesem Buch soll Ihnen ein musiktherapeutischer Leitfaden an die Hand gegeben werden, mit dem Sie lernen können, in Zukunft sicherer und gezielter mit Geräuschen, Klang und Musik umzugehen und »richtig« zu hören. Die verschiedenen Übungen stammen aus der TIM, der tinnituszentrierten Musiktherapie.

Die tinnituszentrierte Musiktherapie (TIM)

Die TIM ist ein Konzept, das verschiedene Ansätze und Bausteine vereint, die den Bedürfnissen des Tinnitus-Patienten gerecht werden sollen, unabhängig davon, wie lange er sein Ohrgeräusch schon hat. Sie wurde in den letzten fünf Jahren aus den Erfahrungen entwickelt, die ich in meiner eigenen Praxis und in der HNO-Klinik Dr. Gaertner mit Tinnitus-Patienten aus dem akuten, subakuten und chronischen Bereich gemacht habe. Sie stützt sich aber auch auf Erkenntnisse aus der Neurologie, Musikpsychologie und Psychoakustik sowie auf die Ergebnisse und Vorgehensweisen der Musiktherapie bei chronischem Schmerzsyndrom, das durch ähnliche Mechanismen entsteht wie der Tinnitus. Ständige Kontrollen durch Audiogramme, Tests und Umfragen unter den Patienten haben die TIM schließlich vervollständigt.

Heute ist es nicht einfach, nur durch das Hören Leiden zu lindern. Während noch in alten Zeiten Depressionen, Schmerzen oder Schlafstörungen regelrecht weggesungen oder weggespielt wurden, sind die Menschen von heute so übersättigt von Klängen, Geräuschen und Musik, dass sie erst wieder aufnahmefähig für die heilende Kraft des Klangs gemacht werden müssen. Das ist eine große Herausforderung für den Musikthe-rapeuten. Wenn Musik oder Klang Wirkung zeigen sollen, dann steht zunächst einmal natürlich der Patient im Mittelpunkt – mit seinen Hörgewohnheiten, Hörerfahrungen und Vorlieben, mit seinem kulturellen Niveau und seinen musikalischen Fähigkeiten. Beim Tinnitus-Patienten spielen seine gegenwärti-ge Verfassung, sein Tinnituserleben, seine Hörminderung und seine Begleitbeschwerden eine zusätzliche Rolle.

Der Hörsinn, der empfindlichste aller Sinne

Gemeinsam mit dem Patienten geht der Therapeut dann auf die Suche nach den geeigneten Geräuschen, Klängen und Musi-ken. Hier spielen nun die Frequenzen, die Klangerzeuger oder Instrumente, die Mischung, die Art der Erzeugung eine Rolle. Bei Musikstücken kommen noch hinzu: Stilrichtung, Epoche, Komponist, die Form eines Stücks, die Rhythmik (mit Tempo und Takt), die Dynamik, die Instrumentierung, die Tonart bzw. Harmonie, die Interpretation, der Rahmen oder der Aspekt, un-ter dem das Stück gehört werden soll.

Wenn Musik helfen soll, müssen Hörgewohnhei-ten, Vorlieben und Ver-fassung des Patienten berücksichtigt werden.

Der Hörsinn ist der erste Sinn, der sich entwickelt, und der letzte, der abstirbt. Von allen Sinnen ist er der empfindlichste;

> Geräusch, Wort, Klang und Musik waren schon immer ein ge-bräuchliches Mittel in der Behandlung des Tinnitus. So berichte-te Sanitätsrat Max Bartels in einem Vortrag 1882 von den Anna-miten (den heutigen Vietnamesen), die glaubten, ein kleines Tier, Con ráy genannt, wohne im Ohr und beschütze es. Das Oh-renschmalz sei sein Exkrement, das gleichzeitig das Ohr gegen Einflüsse von außen abschirme. Wenn nun das Con ráy mit ande-ren Tieren oder Fremdkörpern kämpfen müsse, um ihnen das Eindringen ins Ohr zu verwehren, so entstehe dadurch das Oh-renklingeln. War das Con ráy bei seiner Arbeit gegen fremde Ein-flüsse »überlastet«, so wurde es mit Gesängen unterstützt. Der Kranke wurde von der Gemeinschaft unter ihre Obhut genom-men, er entspannte sich; der krankheitsbringende Eindringling, der Tinnitus, wurde in einer Tiergestalt gebannt.

Musik und Klang können zum »Krankheitserreger« werden, aber auch äußerst heilsam sein, wenn sie unter den richtigen Kriterien gewählt werden.

auditive Sinneseindrücke erzielen bestimmte Wirkungen auf den Menschen, denn das neurovegetative System ist besonders aufnahmebereit für musikalisch-akustische Reize. Diese Sensibilität, die auch Körper- und Seelenfunktion mit beeinflusst, wurde in allen Kulturen der Welt genutzt.

So arbeiten Sie mit diesem Buch

Dieses Selbsthilfe-Programm und das Musikangebot der CDs lassen sich individuell zusammenstellen. Und sind so kombinierbar für Ihren persönlichen Tinnitus.

Es gibt heute eine Fülle von akustischen Angeboten für den Tinnitus-Leidenden. Bisher ist die Individualität des Betroffenen wenig beachtet worden. Eine Tinnitus-CD kann erst dann wirken, wenn sie für Ihr ganz persönliches Leiden zusammengestellt wurde. Das ist das Ziel dieses Buches und der beiden beiliegenden CDs. »Wie soll ich denn wissen, was für mich das Richtige ist?« – so werden Sie sich vielleicht fragen. »Wie kann ich allein mit Hilfe eines Buches die richtige Musik für mich herausfinden?« Die Frage ist berechtigt. Doch wenn Sie dieses Buch aufmerksam lesen und sich Zeit nehmen, um die einzelnen Tests durchzuarbeiten, werden Sie merken, dass es eigentlich gar nicht so schwer ist. Ich möchte an dieser Stelle auch darauf hinweisen, dass alle Musikstücke bestimmte Merkmale enthalten, die beruhigen und die Stimmung aufhellen. Alle Aufnahmen stammen von natürlichen Klangerzeugern, Instrumenten oder aus der Natur.

Das Buch ist chronologisch aufgebaut.

- In den ersten drei Kapiteln (S. 13–52) erfahren Sie Wesentliches über Tinnitus, Hörminderung und Hörverhalten. In sieben Schritten können Sie selbst testen, ob Sie eine Hörminderung haben und wie sie beschaffen ist, ob Ihr Hörverhalten im Alltag richtig ist und ob Ihre Ohren unter Stress stehen. Sie lernen Ihren Tinnitus und seine Merkmale besser kennen und erfahren, was Sie in Ihrem Leben und Verhalten ändern können, um zum inneren Gleichgewicht zu finden.
- Die Kapitel »Geräusche, Klang und Musik bei Tinnitus« und »Wie Sie sich auditiv umprogrammieren können« (S. 53–61) widmen sich den therapeutischen Möglichkeiten von Klang und Musik bei Tinnitus.

- Das Basistraining (S. 62–77) ist ein 3-Wochen-Programm, das Ihnen in jedem Fall helfen kann, die Hörwahrnehmung zu verändern, das Gehör zu verfeinern und vor allem zur inneren Ruhe zu finden.
- Das Kapitel »Auditive Übungen und Tipps für den Alltag« (S. 78–90) zeigt Ihnen weitere Möglichkeiten, um mit auditiven Techniken und Entspannungstechniken zu arbeiten.
- Die Auswertung der Tests und die 7 Schritte zu Ihrem ganz persönlichen Selbsthilfeprogramm lesen Sie am Ende des Buches (S. 91–119).

Tipp

Lesen Sie erst das ganze Buch durch, bevor Sie sich an das letzte Kapitel – die Auswertungen Ihrer Tests und entsprechende Vorschläge zur Selbsthilfe – machen. Sie werden die Auswertung und die Tipps zur Selbsthilfe dann besser verstehen.

Sie treffen die Entscheidung, was Sie wahrnehmen wollen

Man kann nicht bewusst entscheiden, dass man etwas nicht wahrnimmt. Man kann aber die Entscheidung treffen, was man hören oder wahrnehmen möchte, und das ist beim Tinnitus entscheidend. Ihr Ziel sollte es sein, die Aufmerksamkeit wieder den bedeutenden Dingen im Leben zuzuwenden, und nicht dem unwichtigen Tinnitus. Das akustische System soll umtrainiert werden auf die normale auditive Wahrnehmung, sodass die Fixierung auf die Ohrgeräusche immer mehr in den Hintergrund rückt.

Versuchen Sie, nicht an den Tinnitus, sondern daran zu denken, dass Sie durch angenehme Klänge und schöne Musik zu innerer Ruhe und Ausgeglichenheit und zu einem differenzierteren und feineren Hören kommen können. Deshalb ist es auch wichtig, dass Sie nicht sofort nach jeder Übung Ihren Tinnitus, sondern vielmehr Ihre innere Gelassenheit, Ihre Entspannung oder Ihr sensibilisiertes Hören überprüfen. Sie sollten mit dem inneren Ohr bei dem Klangerleben bleiben und spüren, was sich in Ihrem Körper verändert hat, wie Schwingungsbewegungen weiter wandern, wie die Lymphe angeregt wurde, wie die Zellen nachschwingen, ob Bedürfnisse, Gefühle, Erinnerungen entstanden sind. In der Stille soll das innere Bewegtsein erspürt und bewusst werden. Haben Sie dabei Geduld mit sich selbst.

■ Tipp

Versuchen Sie, bei allen Übungen, die Sie machen, nicht an Ihren Tinnitus zu denken, sondern daran, dass Sie sich etwas Gutes tun wollen.

Ich danke den Patienten, die sich mir anvertraut haben. Ihr Leiden, ihre Ängste, ihre Zweifel und ihre Ruhelosigkeit haben genauso zur Entwicklung der TIM beigetragen wie ihre Hoffnung, ihre Geduld, ihre Beständigkeit und ihre Bereitschaft zur Veränderung. Ich danke den Ärzten und den Fachleuten für ihre Aufgeschlossenheit, ihre wertvollen Ratschläge und ihre Unterstützung, aber auch für ihre Skepsis und Kritik. Sie haben mir geholfen und mich motiviert. Eine besondere Freude und Bereicherung war die Zusammenarbeit mit meinen Team-Kollegen, den Therapeuten und dem Klinikchef, Herrn Kilian Gaertner. Es war eine spannende und erfüllende Arbeit, die noch längst nicht abgeschlossen ist.

Was versteht man unter einem Tinnitus?

Tinnitus kommt von tinnire (lat.) = klingeln; tinnitus = Geklirr, Geklingel. Das Wort »Tinnitus« als Oberbegriff für alle Arten von Ohrgeräuschen hat sich erst seit den siebziger Jahren des 20. Jahrhunderts in der deutschen Sprache etabliert; vorher sprach man von Ohrgeräuschen, um damit auszudrücken, dass ein Ohrgeräusch als Pfeifen, Klingeln, Surren, Fiepen, Summen oder Klopfen auftreten kann.

Es ist bekannt, dass jeder Mensch in der Lage ist, bei genügender Konzentration und Stille der Umgebung ein Ohrgeräusch zu hören. »Alle unsere Sinne sind, auch in vollkommen gesundem Zustand, mehr oder weniger für diese Art von Täuschungen (Ohrenklingen und Ohrenbrausen) empfänglich...«, so beobachtete bereits im 19. Jahrhundert der französische HNO-Arzt Jean-Marc Gaspard Itard an sich selbst. Doch – ist das schon ein Tinnitus? Ganz gewiss nicht, denn in der Regel vergeht dieses Ohrgeräusch wieder. Erst die anhaltende Dauer und die subjektive Lautheit machen aus Geräuschen im Ohr einen Tinnitus.

Theorien zur Entstehung des Tinnitus

Bisher hat sich die Forschung vor allem auf das Innenohr als möglichen Entstehungsort des Geräusches konzentriert. Tatsächlich ist eine Hörstörung, z.B. eine Lärmschwerhörigkeit, ein Knalltrauma oder die Altersschwerhörigkeit, eine der häufigsten Ursachen. In den letzten Jahren hat man versucht, eine Einteilung verschiedener Tinnitus-Modelle vorzunehmen.

Der Tinnitus kann durch folgende Ursachen entstehen:

- Veränderung der Schallleitungen im äußeren Gehörgang oder im Mittelohr
- Schädigung der äußeren Haarzellen (»Motor-Tinnitus«)
- Schädigung der inneren Haarzellen (»Getriebe-Tinnitus«)

Tinnitus kann durch verschiedenste Ursachen entstehen: Lärmschwerhörigkeit, Knalltrauma, Altersschwerhörigkeit, Grippe oder Mittelohrentzündung.

- Fehlerhafte Reizleitung an den Nervenfasern (»Transformator-Tinnitus«)
- Chemische Veränderungen der Flüssigkeiten im Innenohr (»Kraftstoff-Tinnitus«)
- In sehr seltenen Fällen mangelhafte Innenohrdurchblutung, Hirnturmoren oder Entzündungen der Nervenzellen

Stutzig wurden die Forscher, als Patienten weiterhin über Tinnitus klagten, nachdem eine mögliche Ursache, wie z.B. ein Lärmtrauma, abgeklungen war. Es stellte sich die Frage, ob immer dieselben neuronalen Mechanismen verantwortlich sind. Dafür spricht so manches: So wurde Betroffenen mit starkem Leidensdruck der Hörnerv durchtrennt in der Hoffnung, dass das Ohrgeräusch dann nachlasse. Doch das war nicht der Fall: Die operierten Patienten waren nun auf einem Ohr taub und hörten dabei das Ohrgeräusch weiter, bei einigen war sogar ein neues Geräusch hinzugetreten.

Heute geht man davon aus, dass Tinnitus zwar in den meisten Fällen zunächst seine Entstehung im Innenohr hat, sich dann aber – wie beim chronischen Tinnitus der Fall – im Gehirn »festsetzt«. Stress scheint dabei eine große Rolle zu spielen.

Die Tinnitus-Forschung wird dadurch erschwert, dass man nicht einfach ins Innenohr schauen kann. Es liegt gut geschützt, zusammen mit den Gleichgewichtsorganen, in der Felsenbeinpyramide – dem härtesten Knochen im menschlichen Körper.

Tinnitus und Stress

Akustische Signale dienen unter anderem auch dazu, den unsichtbaren Feind zu verraten. Sie werden nachts, bei Dunkelheit, besonders wichtig. Das Gehör hatte – wenn der optische Sinn nicht mehr aktiv sein konnte – bei unseren Vorfahren die wichtige Rolle eines Frühwarnsystems. Nietzsche nannte die Ohren deshalb auch »das Organ der Angst«. Die enge Verbindung des Hörorgans mit den neuronalen Systemen zur Aufmerksamkeitssteuerung (Formatio reticularis) und Emotionssteuerung (limbisches System) ermöglichte es, schnell und effektiv Flucht- oder Verteidigungsreaktionen einzuleiten. Die damit verbundene Anspannung bezeichnen wir heute als Stress.

Löst also ein »gefahrvolles« Geräusch Angst oder Stress aus, dann wird offenbar das für Emotionen zuständige limbische System aktiviert, das die Stärke der positiven Rückkopplung in der Hörrinde reguliert (Abb. 1).

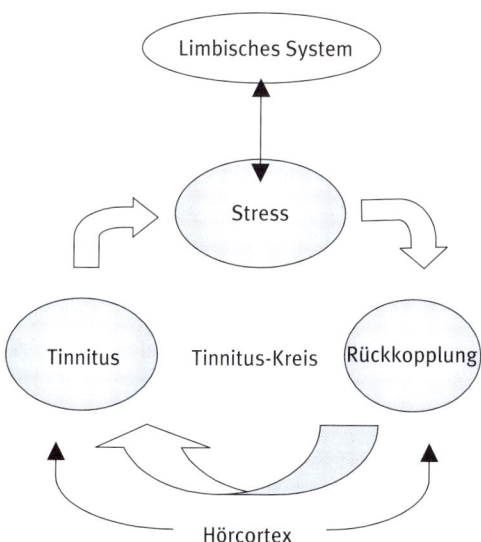

Abb. 1: Nach diesem Modell wird durch Stress die cortikale Rückkopplung verstärkt, die ihrerseits den Tinnitus verstärkt. Der Tinnitus führt dann wiederum zu mehr Stress.

In Untersuchungen konnte bereits nachgewiesen werden, dass es in der Tat eine starke Wechselwirkung zwischen dem Hörcortex (dem für das Hören zuständigen Bereich der Hörrinde) und dem limbischen System gibt. Die Emotion steuert also unseren Stress mit. Ein Hörsignal wird dann zum Stress, wenn es uns unbekannt ist, wenn wir es nicht einordnen können und es uns zu bedrohen scheint, wenn also unsere Gefühle, die wir gegenüber dem Geräusch entwickeln, negativ sind, wenn sie Widerstände, vielleicht sogar Angst und Schrecken auslösen.

Bei dem Versuch, eine Hörminderung (die auch vorübergehend sein kann) oder eine Stresssituation, die sich »auf die Ohren legt«, zu kompensieren, erzeugt das zentralnervöse Hörsystem eine überschießende Aktivität von Nervenzellen. Ob sich das nun in einem Tinnitus äußert, hängt zunächst von der allgemeinen Verfassung, der Lebenssituation und der Stressbewältigung ab. Macht sich dann aber ein Tinnitus bemerkbar, so hängt die Kompensationsfähigkeit davon ab, wie er eingeordnet und emotional bewertet wird.

Zwei Beispiele zur Tinnitusentstehung:

Frau Schulz hat einen mittleren Hörschaden. Sie arbeitet in einer Grundschule und fühlt sich belastet, weil sie Zeugnisse schreiben muss.

1. In dieser Phase hört sie plötzlich ein Ohrgeräusch.
2. Dieser Ton ist ihr unbekannt, er ist »körperfremd«.
3. Sie kann ihn dennoch einordnen, denn sie weiß, dass Tinnitus keine Krankheit ist und dass er wieder vergehen kann, wenn sie möglichst wenig darauf achtet und sich mehr Ruhephasen gönnt, auch wenn sie jetzt unter Zeitdruck steht.
4. Sie baut keine Widerstände auf, sondern betrachtet den Tinnitus als Signal für ihren momentanen Lebenszustand, dadurch erhält er keine gravierende negative affektive Beimischung. Frau Schulz wird mit dieser Einstellung in keiner Statistik auftauchen, weil sie mit großer Wahrscheinlichkeit keinen Arzt aufsuchen wird. Sie bewältigt den Tinnitus auf ihre Art.

Frau Walter hat eine leichte Hörminderung. Sie ist Hausfrau und Mutter von zwei kleinen Kindern. Gemeinsam mit ihrem Mann hat sie ein Grundstück erworben und wird nun ein Haus bauen lassen. Sie hat weder körperliche noch psychische Probleme, obwohl sie »viel um die Ohren hat«.

1. Sie hört plötzlich einen Ton.
2. Da sie bereits in mehreren Zeitungen und Zeitschriften über die »Volkskrankheit Tinnitus« gelesen hat, befürchtet sie nun das Schlimmste. Vielleicht wird sie ihr Ohrgeräusch nie wieder los.
3. Diese Einstellung führt zu Stress, der Ton erhält eine negative affektive Beimischung – Frau Walter reagiert mit Angst, fühlt sich bedroht.
4. Sie baut Widerstände auf – was wiederum zu Stress führt und den Tinnitus verstärkt. Die Gehirnregionen Thalamus, Hypo-

---

thalamus, Formatio reticularis und das limbische System werden aktiv:

- Der Thalamus reagiert auf den Tinnitus emotional negativ.
- Der Hypothalamus schüttet das ACT-Hormon aus, das in Stresssituationen gebildet wird und u.a. Herztätigkeit und Muskelaktivität beeinflusst.
- Die Formatio reticularis als Wachheitszentrale wird aktiviert; vor allem nachts, wenn der Tinnitus sehr laut ist, lässt sie Frau Walter nicht mehr schlafen.
- Das limbische System löst ein negatives affektives Verhalten aus.
- Die Amygdala zeigt Alarmreaktion.
- Der Hippocampus sorgt gemeinsam mit Amygdala und limbischem System dafür, dass der Tinnitus sich als unangenehmer stressiger Höreindruck im Gedächtnis einprägt und als Phantomgeräusch seinen Gang nimmt.

Die Amygdala spielt, zusammen mit Hippocampus, limbischem System und Thalamus, eine wichtige Rolle bei der Formung des kognitiven Gedächtnisses, wobei der Hippocampus zuständig ist fürs Kurzzeitgedächtnis und Botschaften für andere Gehirnteile vorbereitet, um Informationen für immer zu speichern. Er hat also eine Art Auswahlfunktion.

5. Frau Walter sucht einen HNO-Arzt auf, der ihr Infusionen in einer Akut-Klinik verschreibt. Mit Mühe und Not organisiert sie jemanden, der nun täglich sechs Stunden auf die Kinder aufpasst. Sie kommt gerade noch dazu, etwas einzukaufen und abends zu kochen; um den Hausbau kann sie sich jetzt nicht kümmern.

6. Als die anderen Patienten ihr berichten, dass ihnen die Infusionen helfen, sie aber noch gar keine Besserung spürt, verstärkt sich ihr Stresszustand.

7. Die Gehirnregionen Thalamus, Hypothalamus, Formatio reticularis und das limbische System werden aktiv, der Kreislauf beginnt von vorn (siehe oben).

Die Beispiele zeigen, wie stark die emotionale Bewertung den Tinnitus mitsteuert. Diese Eigenbewertung ist zwar auch abhängig von den Informationen, die ein Patient über den Tinnitus bekommt, entscheidend ist jedoch, wie er mit diesen Informationen umgeht. Gefragt sind in der akuten Situation eine verstärkte Eigenwahrnehmung und die Fähigkeit, das Leben trotz allem weiter zu genießen.

Panik und Aktionismus führen beim Tinnitus in eine hoffnungslose Sackgasse. Jeder sollte versuchen, das Problem mit Ruhe und Gelassenheit anzugehen.

Therapeutische Maßnahmen bei Tinnitus

Tinnitus-Betroffenen stehen heute folgende therapeutische Maßnahmen zur Verfügung:

- Im Rahmen der schulmedizinischen Versorung erhalten die Patienten im akuten Zustand in der Regel Infusionen, die durchblutungsfördernd wirken sollen.
- Auf der Grundlage einer gründlichen Diagnostik findet eine Aufklärung und Beratung (Counseling) der Patienten statt, die diese auch kognitiv und emotional erreichen sollen.
- Den Patienten werden weitere Maßnahmen (z. B. Physiotherapie, Hörübungen, Entspannungsverfahren, körperorientierte Verfahren) angeboten.
- Besteht der Tinnitus länger und leidet der/die Betroffene stark darunter, dann wird ihm/ihr eine TRT (Tinnitus-Retraining-Therapie) empfohlen. Sie besteht aus vier Bausteinen: psychologische und psychotherapeutische Verfahren, Entspannungsverfahren, sensorisch-integrative Verfahren, neurootologische Verfahren.
- Bei schwerer Belastung, insbesondere bei Angst- und Depressionserkrankungen, werden die Patienten psychotherapeutisch und ggf. auch psychiatrisch versorgt.

Da Infusionen nur sehr begrenzt Erfolg haben, steht die Schulmedizin dem Phänomen Tinnitus zum Teil hilflos gegenüber. Sehr häufig muss der aufgesuchte Arzt resignieren. So mancher Patient wird dann mit den Worten abgewiesen, dass es sich beim Tinnitus um keine wirkliche somatisch fassbare Erkrankung handle und damit auch kein weiterer Handlungsbedarf bestehe. »Damit müssen Sie leben« ist oft die letzte Aussage nach erfolgloser schulmedizinischer Behandlung und für den Patienten eine weitere Bestätigung dafür, dass er an einer unbehandelbaren Krankheit leidet.

7 Schritte zu Ihrem persönlichen Selbsthilfeprogramm

Sie sollten sich auf gar keinen Fall von Ihrem Arzt entmutigen lassen, denn selbst wenn der Tinnitus aus schulmedizinischer Sicht kaum angreifbar ist, so sind Ohrgeräusche doch ein Symptom, bei dem Sie selbst sehr viel tun können: An oberster Stelle steht die Information, an zweiter Stelle die Frage nach möglichen Auslösern für Ihren Tinnitus. Sie sollten sich noch einmal gründlich überlegen, ob es Situationen in Ihrem Leben gab oder gibt, die Sie sehr belasten oder belastet haben. Eine Hilfe dabei ist der Lebensqualitäts-Test.

Nehmen Sie unbedingt Kontakt mit Ihrem Tinnitus auf. Das mag für Sie vielleicht ungewöhnlich sein, je besser Sie jedoch Ihr Ohrgeräusch kennen, umso besser können Sie es auch in den Griff bekommen. Eine Einteilung des Tinnitus nach Merkmalen ist auch deshalb wichtig, weil Sie nur so Ihr eigenes Musiktraining zusammenstellen können.

Schließlich sollten Sie auf die Suche nach Bewältigungsstrategien gehen, die für Sie ganz persönlich stimmig sind. Dazu soll Ihnen auch dieses Buch helfen.

1. Schritt: Testen Sie Ihre Lebensqualität und Ihre Stressbewältigungsfähigkeiten anhand des Lebensqualitäts-Tests (LQ-Test).

Der Lebensqualitäts-Test wurde von der Weltgesundheitsorganisation (WHO) entwickelt und gilt als weltweit gültiger Fragebogen zur subjektiven Lebensqualität und zur soziobiografischen Anamnese. Der LQ-Test ist für Tinnitus-Patienten besonders geeignet, denn er sagt etwas darüber aus, wie Belastungen, Krankheiten und Probleme bewältigt werden und in welchen Bereichen ihre Schwächen und Stärken liegen. Es empfiehlt sich, diesen Test zu kopieren, damit Sie ihn jederzeit wiederholen können, um zu überprüfen, ob sich etwas in Ihrem Verhalten verändert hat. Sie sollten den Test in »adäquater« Stimmung durchführen, d. h., im Urlaub werden Sie andere Ergebnisse bekommen als in Ihrer normalen Lebenssituation.

1. Schritt: der Lebensqualitäts-Test. Sie erfahren anhand Ihrer LQ-Kurve, was Sie in Ihrem Leben ändern können. Kopieren Sie sich den Test, damit Sie ihn jederzeit zur Kontrolle wiederholen können.

So gehen Sie vor: Lesen Sie sich alle Fragen gründlich durch und setzen Sie Ihr Kreuz mit Bleistift in das Feld, das Ihrer Bewertung entspricht. Achten Sie darauf, dass die Ziffern unter dem Bleistift weiterhin lesbar bleiben. Die Werte von 1–9 sind wie eine Skala aufgebaut: 1 (ganz links) bedeutet sehr wenig/sehr schwach, 9 (ganz rechts) sehr stark/sehr häufig. Wenn Sie z.B. extreme Schlafprobleme haben, setzen Sie Ihr Kreuz in die äußerste rechte Spalte. Die 1 unter dem Kreuz ist erst später für die Auswertung wichtig.

Meine Lebensqualität am _____

	1 sehr wenig/sehr selten	2	3	4	5	6	7	8	9 sehr stark/sehr häufig
1. Ermüden Sie leicht oder fühlen Sie sich häufig erschöpft?	9	8	7	6	5	4	3	2	1
2. Haben Sie Probleme mit dem Schlaf?	9	8	7	6	5	4	3	2	1
3. Haben Sie ein Gefühl für Ihre körperlichen Bedürfnisse und hören Sie darauf?	1	2	3	4	5	6	7	8	9
4. Haben Sie ein Gefühl für Ihre seelischen Bedürfnisse und hören Sie darauf?	1	2	3	4	5	6	7	8	9
5. Leiden Sie unter melancholischen Stimmungen?	7	9	8	6	5	4	3	2	1
– unter Ängsten?	7	9	8	6	5	4	3	2	1
– unter Gefühlsschwankungen?	7	9	8	6	5	4	3	2	1
– unter Zwängen?	9	8	7	6	5	4	3	2	1
6. Können Sie gut Gefühle zulassen und sie äußern?	1	2	3	4	5	6	7	8	9
7. Leiden Sie unter mangelndem Selbstbewusstsein?	7	9	8	6	5	4	3	2	1
8. Haben Sie oft Zeitprobleme?	9	8	7	6	5	4	3	2	1
9. Ist Ihr Perfektionsanspruch sehr hoch und leiden Sie darunter?	9	8	7	6	5	4	3	2	1
10. Können Sie sich gut durchsetzen?	1	2	3	4	5	6	9	8	7
11. Können Sie sich gut konzentrieren?	1	2	3	4	5	6	7	8	9

Fortsetzung

	1 sehr wenig/sehr selten	2	3	4	5	6	7	8	9 sehr stark/sehr häufig
12. Nehmen Sie sich zwischendurch Zeit für sich?	1	2	3	4	5	6	8	9	7
13. Fühlen Sie sich überreizt?	9	8	7	6	5	4	3	2	1
14. Tun Sie gerne mehrere Dinge gleichzeitig?	9	8	7	6	5	4	3	2	1
15. Haben Sie oft das Bedürfnis nach Ruhe?	9	7	8	6	5	4	3	2	1
16. Können Sie sich gegenüber anderen gut abgrenzen?	1	2	3	4	5	6	9	8	7
17. Können Sie sich gut entspannen?	1	2	3	4	5	6	7	8	9
18. Sind Sie mit Ihrem Beruf zufrieden?	1	2	3	4	5	6	7	8	9
19. Macht Ihnen Druck in der Arbeit etwas aus?	9	8	7	6	5	4	3	2	1
20. Sind Sie zufrieden mit Ihren sozialen Beziehungen?	1	2	3	4	5	6	7	8	9
– in Ihrer Partnerschaft?	1	2	3	4	5	6	7	8	9
21. Haben Sie genug Zeit für Freunde und Familie?	1	2	3	4	5	6	8	9	7
22. Gehen Sie Konflikten eher aus dem Weg?	4	8	9	7	5	6	3	2	1
23. Fühlen Sie sich oft allein gelassen oder einsam?	9	8	7	6	5	4	3	2	1
24. Fühlen Sie sich von anderen Menschen fremdbestimmt?	9	8	7	6	5	4	3	2	1
25. Können Sie Ihr Leben genießen?	1	2	3	4	5	6	7	8	9
26. Sind Sie mit Ihrem Leben zufrieden?	1	2	3	4	5	6	7	8	9
27. Können Sie in Ihrem Leben einen Sinn erkennen?	1	2	3	4	5	6	7	8	9

2. Schritt: Testen Sie Ihre Tinnitus-Belastung

2. Schritt: der Tinnitus-Belastungstest. Er zeigt Ihnen schwarz auf weiß, ob und wie stark der Tinnitus Sie beeinflusst.

Mit dem Test zum Tinnitus-Erleben kann die aktuelle Symptomatik abgefragt werden. Dieser Test wird genauso gehandhabt wie der LQ-Test: Die Werte 1–9 sind wie eine Skala aufgebaut: 1 (ganz links) bedeutet sehr wenig/sehr schwach, 9 (ganz rechts) sehr stark, sehr häufig, sehr laut. Kopieren Sie sich den Test, damit Sie ihn jederzeit wiederholen können. Dann lesen Sie sich alle Fragen gründlich durch und setzen Sie Ihr Kreuz mit Bleistift in das Feld, das Ihrer Bewertung entspricht. Achten Sie darauf, dass die Ziffern unter dem Bleistift weiterhin lesbar bleiben.

Meine Tinnitus-Belastung am _____

	1 sehr wenig/sehr selten	2	3	4	5	6	7	8	9 sehr stark/sehr häufig
Subjektive Lautheit	9	8	7	6	5	4	3	2	1
Belastung	9	8	7	6	5	4	3	2	1
Beständigkeit	9	8	7	6	5	4	3	2	1
Fixierung auf den Tinnitus	9	8	7	6	5	4	3	2	1
Schlafstörungen	9	8	7	6	5	4	3	2	1
Probleme bei der Unterscheidung von Tinnitus und Geräusch	9	8	7	6	5	4	3	2	1
Kommunikations- oder allgemeine Hörprobleme	9	8	7	6	5	4	3	2	1
Überempfindlichkeit beim Hören	9	8	7	6	5	4	3	2	1
Reduzierter Musikgenuss	9	8	7	6	5	4	3	2	1

3. Schritt: Entwickeln Sie eigene Strategien gegen Ihren Tinnitus

Haben Sie sich schon einmal darüber Gedanken gemacht, was Ihnen hilft, um den Tinnitus möglichst wenig wahrzunehmen? Es ist relativ einfach, während konzentrierter Arbeit den Tinnitus auszuschalten, weil man gedanklich von anderen Dingen in Anspruch genommen ist. Das soll jedoch nicht heißen, dass Sie nun ständig aktiv sein sollen, damit Sie der Tinnitus nicht einholt. Das wäre ein Verhalten wie der Hamster im Rad, der irgendwann nicht mehr herausfindet.

3. Schritt: Beginnen Sie, über Bewältigungsstrategien nachzudenken.

Eine Umfrage unter 154 akut betroffenen Patienten hat gezeigt, dass fast 80 % von ihnen sich bisher keine Gedanken über Bewältigungsmaßnahmen gemacht hatten bzw. sie standen dem Tinnitus zunächst vollkommen hilflos gegenüber, im Vertrauen darauf, dass die Schulmedizin es schon richten würde. Nur 20 % hatten sich eigene Strategien überlegt.

Wenden Sie eigene Strategien oder Maßnahmen gegen Ihren Tinnitus an?* (n= 154 Akut-Patienten)		
	Nein, keine eigenen Maßnahmen	Ja, ich versuche, mit eigenen Maßnahmen etwas gegen den Tinnitus zu unternehmen
Antworten vor der Therapie	79 % (123 Patienten)	20,1 % (31 Patienten)
Antworten nach der Therapie	12,6 % (19 Patienten)	87,6 % (135 Patienten)

Nachdem diese Patienten während einer ambulanten Infusionstherapie an einer Klinik (10 Tage) gründlich und umfassend über den Tinnitus aufgeklärt wurden und verschiedene begleitende Therapien ausprobieren konnten (krankengymnastische Übungen, Wege zur Stressbewältigung, Entspannungstechniken, multisensorisches Hör- und Wahrnehmungstraining,

---

* Diese und folgende Umfragen wurden im Zeitraum zwischen 1998 und 2001 an der HNO-Klinik Dr. Gaertner in Münschen durchgeführt.

Klang- und Musiktherapie), waren neue Ressourcen bei den Patienten geweckt worden. Jetzt waren es 87,6 % der Patienten, die selbst aktiv werden wollten. Hier die genauen Antworten der Patienten (es konnten mehrere Angaben gemacht werden). An erster Stelle stand ein verändertes Hörverhalten:

- 60,4 %: verändertes Bewusstsein fürs Hören (ich will in Zukunft bewusster darauf achten, was und wie ich höre; ich will mich gezielter mit angenehmen Klängen und Geräuschen ablenken; ich werde jetzt mein eigenes Musikprogramm schaffen).
- 35 %: mehr Körperbewusstsein (ich werde zur Physiotherapie gehen, mich mehr bewegen, werde Qi Gong/Tai Qi/Yoga lernen, werde mehr auf meine Körperhaltung achten, werde zur Craniosakral-Therapie gehen etc.).
- 33,1 %: gezieltere Entspannung (ich werde mich gezielter und öfter entspannen, Entspannungsübungen aus der Klinik weitermachen, werde PMR = progressive Muskelrelaxation und AT = Autogenes Training fortsetzen).
- 25,9 %: Stress reduzieren (ich werde den Stress abbauen, mehr Ruhepausen in meinen Alltag einbauen).
- 24 %: weitere schulmedizinische Maßnahmen ausprobieren (zum Orthopäden gehen, nach geeigneten Medikamenten suchen, Sauerstofftherapie machen, Blutbild machen lassen etc.).
- 22 %: Leben und/oder Verhalten ändern (ich werde mehr auf mich achten, will gelassener werden, will lernen, den Tinnitus zu überhören, werde mein Privatleben ändern, werde mein Leben/Verhalten ändern, werde lernen müssen, damit zu leben, werde aus München wegziehen, werde mich beruflich umschulen lassen, werde in Frührente gehen etc.).
- 10,3 %: psychotherapeutische Maßnahmen (ich werde jetzt eine Psychotherapie machen, werde etwas gegen die Schlafstörungen unternehmen, werde in eine psychosomatische Klinik gehen, etwas gegen mein Burn-out-Syndrom unternehmen; ich werde den Psychotherapeuten wechseln, mich einer Retraining-Gruppe anschließen etc.).
- 5,1 %: Alternativtherapien probieren (ich werde alle Alternativtherapien ausprobieren, werde zur Akupunktur und zur Elektrotherapie gehen, werde Gingko nehmen).

- 2,8 %: Sonstiges (ich werde meine Sinne sensibilisieren, werde Tagebuch schreiben; ich brauche noch Zeit, um in mich hineinzuhorchen, was mir gut tut).

Sie selbst können an dieser Tabelle sehr eindrucksvoll sehen, was Tinnitus-Patienten alles für sich tun können. Da jeder Patient anders ist, einen anderen Tinnitus, ein anderes Hörorgan, eine andere Hörminderung, eine andere Verfassung hat und ein anderes Leben führt, ist es wichtig, dass auch Sie sich nicht an allgemeine Ratschläge halten, sondern selbst auf die Suche nach etwas gehen, was Sie – auch unabhängig vom Tinnitus – in Ihr Gleichgewicht bringen könnte.

Blättern Sie nun zu Seite 105 und tragen Sie dort Ihre ersten Gedanken zu möglichen Strategien gegen Ihren Tinnitus ein.

So gehen Sie vor

Tinnitus und Hörstörungen

Studien haben gezeigt, dass über 80 % aller Tinnitus-Patienten unter einer mehr oder weniger stark ausgeprägten Hörstörung leiden. Genauere Zahlen veröffentlichte die Universität Freiburg 1999: Bei 95 % der schwer betroffenen Fälle liegen innenohrbedingte Hörbeeinträchtigungen vor, etwa 60 % der Beeinträchtigten leiden zusätzlich unter Geräuschempfindlichkeit.

Der HNO-Arzt Eberhard Biesinger malt ein düsteres Bild der Zukunft: »Innenohrfunktionsstörungen mit Schwerhörigkeit und Tinnitus sind die häufigsten Krankheitsbilder überhaupt und noch weiter im Zunehmen begriffen. Es scheint, dass für unser Hören das letzte Stündlein geschlagen hat… Wenn wir so weitermachen, werden wir ein Volk von Schwerhörigen sein, und zwar nicht erst im Alter!«

> Der Arzt und Bakteriologe Robert Koch (1843–1910), der Weltruhm durch seine Forschung über Bakterien erlangte und die Tbc-Impfung einführte, prognostizierte, dass das größte Problem der Zukunft nicht Seuchen, sondern der Lärm sein werde. Verschiedene Organisationen und Vereine kämpfen heute um ihr Recht auf Ruhe (Adressen siehe Anhang, S. 123). Schwangere Frauen, die ihre ungeborenen Babys schützen wollen, können einen lärmreduzierenden Umhang kaufen, Stuhlbeine in Schulklassen werden in Tennisbälle gesteckt, um Quietschgeräusche zu vermeiden, permanent kläffende Hunde können durch Halsbänder gestoppt werden, die bei jedem Bellen einen leichten Stromstoß abgeben. In Vancouver wird ab 2004 der Gebrauch von Laub-Staubsaugern verboten – bei uns in Deutschland ist dieses Gerät gerade auf dem Vormarsch. Die Kämpfer für die Stille haben den Nachteil, dass sie zu wenig Lärm machen, um gehört zu werden.

Die Lärmschwerhörigkeit ist eine der häufigsten Ursachen von Tinnitus – eine Schädigung, die durch ständige Lärmbelastung am Arbeitsplatz, zu laute Musik vom Walkman oder in Diskotheken und Konzerten ausgelöst wird. Schon bei einem einzigen Disko-Besuch besteht die Gefahr, sich einem Lärmpegel auszusetzen, der von der Intensität her gesehen mit einer vierteljährigen Dauerlärmbelästigung am Arbeitsplatz vergleichbar ist. Der so genannte Freizeitlärm gilt heute als Hauptursache für die erschreckend hohe Zunahme von Hörschäden bei Jugendlichen und ist damit u. U. auch auslösender Faktor für Tinnitus.

Zum Problem der Schwerhörigkeit

Der Begriff der Schwerhörigkeit ist äußerst komplex, genauso wie die Ursache der Schwerhörigkeit. Als Laien verstehen wir darunter, dass man einfach schlechter oder »schwerer« hört. Doch Schwerhörigkeit bedeutet viel mehr. Sie kann nicht nur die Intensität, also die Lautstärke betreffen, sondern auch die Frequenzanalyse (die Tonhöhen und -tiefen) oder die Zeitanalyse (die Geschwindigkeit, in der eine akustische Information verarbeitet wird). Die Hörprobleme, von denen Tinnitus-Patienten sprechen, sind sehr vielschichtig und reichen vom »verzerrten« oder »echoartigen« Hören bis zu einer Übersensibilität, die das Hören von Sendetönen und Pilottönen ermöglicht. Deshalb spricht man auch eher von »Fehlhörigkeit« (Abb. 2). Auffallend ist, dass viele Tinnitus-Patienten ihre Hörstörung nicht bemerken, obwohl das Audiogramm unter Umständen sogar eine hochgradige Hörstörung zeigt. Das kann damit erklärt werden, dass die Minderung der Hörfähigkeit in der Regel schleichend verläuft – mit Ausnahme von starken und plötzlichen Hörverlusten als Folge von Hörstürzen oder Knalltraumata.

Viele Tinnitus-Patienten nehmen ihre Hörminderung nicht wahr. Das liegt daran, dass die Minderung der Hörfähigkeit schleichend verläuft und einige Betroffene ihre eigene Hörtaktik entwickeln und mit höherer Konzentration und Lippenablesen ihre Beeinträchtigung kompensieren.

27

Abb. 2: Es ist für die Betroffenen sehr schwierig,
ihren Zustand der Fehl-
hörigkeit zu beschreiben.

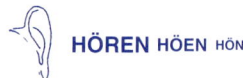

Verwaschenes Hören.
Es fehlt das Erkennen der Konsonanten.

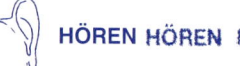

Verständigungsverlust. Aus vielen verschiedenen
akustischen Angeboten können einzelne Informationen nur schwer herausgehört werden

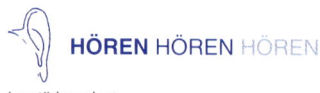

Laustärkeverlust

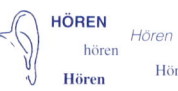

Schwächen im binauralen Hören. Die akustischen
Reize können nicht mehr geortet werden

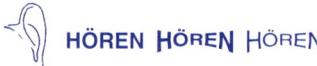

Verschwommenes Hören.
Durch Störungen im Zeitablauf verändert sich
die Verständlichkeit

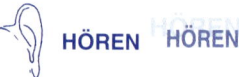

Hören mit „Echo-Effekt"

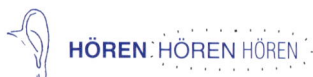

Überempfindliches Hören

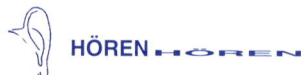

Dumpfes Hören, es liegt eine Hörminderung im
hohen Frequenzbereich vor

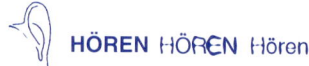

Verzerrtes Hören

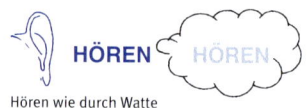

Hören wie durch Watte

Warum Sie alles über Ihre Hörminderung wissen sollten

Wenn Sie Außengeräusche schlechter wahrnehmen, verstärkt
sich die Wahrnehmung für die inneren, die eigenen Körpergeräusche – den Tinnitus. Doch Schwerhörigkeit ist nicht nur
eine Problematik des Ohres, sondern wirkt sich auch psychisch
aus, unter Umständen sogar erheblich. Dabei spielt das Aus-
maß der Hörschädigung keine Rolle, entscheidend ist, wie groß
die durch die Schwerhörigkeit entstandenen Lebensprobleme
sind. Was bisher selbstverständlich war, wird viel schwieriger,
zwanglose Gespräche in der Arbeitspause sind aufgrund des

Stimmengewirrs oder unzureichender Verhältnisse erschwert. Viele Tinnitus-Patienten berichten, dass sie Mühe haben, im Stimmengewirr für sie wichtige Informationen herauszuhören. Sie leiden unter Konzentrationsstörungen, sind dabei ständig angespannt, um verstehen zu können, was der Andere sagt.

Psychische Begleiterscheinungen bei Tinnitus	Psychische Begleiterscheinungen der Späthörgeschädigten
• Hörstörungen • Schlafstörungen • Konzentrationsstörungen • Depressionen • Gleichgewichtsstörungen • Kopfschmerzen • Weitere Begleiterscheinungen: Ängste, Frustrationen, Verlust von Entspannungsphasen, sozialer Rückzug	• – • Schlafstörungen • Konzentrationsstörungen • Depressionen • Gleichgewichtsstörungen • Kopfschmerzen • Weitere Begleiterscheinungen: Herzbeschwerden, Wetterfühligkeit, Nervosität, sexuelle Störungen, Appetitlosigkeit

Untersuchungen haben ergeben, dass die Folgen, unter denen ein Späthörgeschädigter leidet, denen des Tinnitus-Patienten frappierend ähnlich sind. Oft erzwingt erst das Auftreten des Tinnitus, dem Problem der Hörstörung mehr Aufmerksamkeit zu schenken. Über den Tinnitus ist es möglich, die Schwerhörigkeit zu erkennen und bei entsprechender Bereitschaft auszugleichen. Schon ein oft einfaches Hörgerät kann durch die Erweiterung der akustischen Wahrnehmung, in der wieder Stimmen, Vogelgezwitscher oder Schneeknirschen gehört werden können, dazu beitragen, den gleich laut bestimmbaren Tinnitus auf 10 % der Wahrnehmung zu reduzieren.

Schlechtes Hören erfordert größere Konzentrationsanstrengungen. Das kann zu Stress und überdurchschnittlichem Kräfteverschleiß führen.

Das überempfindliche Gehör

Bei etwa 20 % der Tinnitus-Patienten liegt eine Hyperakusis vor (abnorme Überempfindlichkeit des Gehörs), die bis zur Schmerzhaftigkeit gesteigert sein kann. Viele dieser Patienten tragen Ohrstöpsel, weil sie sogar den normalen Umgebungslärm nicht mehr ertragen können. Durch die zunehmende Vermeidung von Geräuschen werden soziale Aktivitäten und Kom-

munikation mit anderen Menschen immer mehr eingeschränkt. Wir haben jedoch eine Filterfunktion im Gehör, die
dafür sorgt, dass jedes Geräusch und jeder Klang, der zu laut
ist, so abgedämpft wird, dass er uns nicht schadet. Allerdings
kann der Filter nicht aktiv werden, wenn er »überrascht« wird –
wie das z. B. bei einem Sylvesterknaller der Fall wäre – oder
wenn er überbeansprucht wird, wie z. B. bei Dauerlärm, dann
zeigt er Übermüdungserscheinungen.

Die Hyperakusis ist eine abnorme Überempfindlichkeit im Hören, die bis zur Schmerzhaftigkeit gesteigert sein kann.

Die Ursachen für die Hyperakusis sind noch weitgehend unbekannt. Man geht aber von einer gestörten Wahrnehmungs- und
Verarbeitungsstörung aus, die durch generelle Überreizung
(Stress) und auditive Informationsüberflutung hervorgerufen
werden kann.

Merkmale der Hyperakusis:

- Sie kann, muss aber nicht mit Schwerhörigkeit gekoppelt
  sein.
- Es besteht eine Überempfindlichkeit bei allen, auch relativ
  leisen Geräuschen, die einen Pegel von 50–80 dB überschrei-
  ten.
- Lautere Geräusche können Herzjagen, Schweißausbrüche,
  Angst oder Unruhe auslösen.
- Durch laut empfundene Geräusche wird ein bestehender
  Tinnitus verstärkt, oft für mehrere Stunden oder gar Tage
  nach der Geräuschexposition.

Eine andere Form des überempfindlichen Gehörs ist das
Recruitment, eine spezielle Form der Geräuschempfindlichkeit, die ihre Ursache in einer Innenohrschwerhörigkeit hat. Es
fehlen äußere Haarzellen, die hauptsächlich für Verstärkung
und Abschwächung von Schall zuständig sind. Die Filterfunk-

Beim Recruitment werden Verstärkung und Abschwächung des Schalls nicht mehr richtig ausgeglichen.

tion ist gestört. Recruitment heißt »fehlender Lautheitsaus-
gleich«: In leisen Lautstärken hört der Betroffene in dem Bereich, in dem seine Hörminderung liegt, sehr schlecht. Sobald
ihm ein etwas höherer Lautpegel angeboten wird, reagiert er
mit Überempfindlichkeit; jetzt ist es ihm zu laut, weil Lautes
nicht mehr abgeschwächt wird. Der mittlere Bereich zwischen
zu leise und zu laut fehlt oder ist stark eingeschränkt. Folge ist
eine Überempfindlichkeit oder gar Schmerz, wenn die betroffenen Frequenzen laut gehört werden.

Recruitment liegt zum Beispiel bei der alten Dame vor, die einen Laib Brot kaufen möchte: »Weizenbrot ist heute schon aus«, sagt die Verkäuferin. »Was haben Sie gesagt?« erwidert die Dame. Nun spricht die Verkäuferin lauter: »Weizenbrot ist alle!!!« –»Schreien Sie doch nicht so, ich bin doch nicht taub!« ist jetzt die Antwort.

Merkmale des Recruitment:

- Ist immer mit Schwerhörigkeit gekoppelt.
- Es besteht eine Überempfindlichkeit im Frequenzbereich des Hörverlustes.
- Kleinere Lautstärkeschwankungen werden stärker wahrgenommen. Dadurch kann es zu Verzerrungen im Hören kommen.

Die Schritte 4 bis 6: Hören und Stress

Das Ohr ist nicht nur Hörzentrum, sondern auch Zentrum des körperlichen und seelischen Gleichgewichts, denn Gleichgewichtsorgan und Ohr sind miteinander verbunden. Das Ohr ist die empfindlichste Stelle des Körpers, im Innenohr enden die meisten Nervenverbindungen. Über die Nervenbahnen steht das Innenohr mit allen zentralen Funktionen des Menschen in Verbindung. Der Mensch ist eigentlich ein großes Ohr, das Eindrücke aufnimmt, verarbeitet und in irgendeiner Form reflektiert. Jede Form von Stress wirkt sich auch auf das Hören aus.

Bei Stress antwortet der Körper mit einem Bündel von Reaktionen. Ein Hauptmerkmal ist die schnelle Mobilisierung von Energie aus verschiedenen Depots und die Hemmung der Energiespeicherung: Freigesetzt werden u. a. Glukose, Proteine und Fette; die Adrenalinausschüttung kann nun kurzzeitig mehr als das Zehnfache über der Ruheausschüttung liegen. Gebremst werden u. a. die Verdauung, das Wachstum, der Sexualtrieb, das Schmerzempfinden. Diese Körperreaktionen sind natürlich und sehr sinnvoll, denn einerseits schonen sie den Körper, andererseits aktivieren sie ihn für die Ausnahmesituation, in der er sich befindet; man spricht auch von »Kampf- oder Fluchtsyndrom«. Zu diesen körperlichen Veränderungen kommen noch

Stress steuert unsere Hörwahrnehmung, und unsere Hörwahrnehmung steuert den Stress.

Veränderungen der kognitiven Fähigkeiten und der Sinneswahrnehmungen. Neurale Entladungen und die Freisetzung von Hormonen erhöhen augenblicklich unsere Wahrnehmung. Das versetzt uns in die Lage, so viele Informationen wie möglich aufzunehmen und zu verarbeiten: Die Körperhaare stellen sich auf, damit erhöht sich die Empfindsamkeit für Vibrationen, die Pupillen weiten sich, um mehr Licht durchzulassen, die Ohren spitzen sich, damit uns auch das leiseste Warngeräusch nicht entgeht. Wenn bei lang andauerndem Stress ständig auf Kosten der Energiespeicherung Energie mobilisiert wird, können keine Kraftreserven mehr angelegt werden. Die anderen Körperfunktionen brechen zusammen, die Stressreaktion selbst schädigt nun den Organismus.

> Stress ist eine natürliche und gesunde Reaktion des menschlichen Körpers. Erst Dauerstress macht krank.

Das genau kann nach Auftreten des Tinnitus passieren. Der Betroffene setzt sich nochmals zusätzlich unter Stress, weil er einen Tinnitus hat. Die Fachleute sprechen vom antizipatorischen (»Was ist, wenn?...«) Stress: »Was wäre, wenn ich den Tinnitus nie mehr los werde?«, »Was passiert, wenn der Tinnitus immer lauter wird?« und vom emotionalen Stress: »Ich habe Angst, dass eine schwere Krankheit dahinter steht«, »ich fühle mich so hilflos und ausgeliefert.«

Der langfristig erhöhte Adrenalin- und Cortisolspiegel begünstigt verschiedene Erkrankungen. Die Stressreaktion mit ihren Begleiterscheinungen wird jetzt zur Gewohnheit, Verspannungen der Muskeln werden chronisch, die Sinnesorgane sind überreizt: die Sonne scheint jetzt zu hell, das Brot wird nicht mehr geschmeckt, ein Duft wird kaum oder zu intensiv wahrgenommen, die Musik ist zu laut, die Farben zu grell. Alles nervt, man wird ungeduldig, streitsüchtig, um Druck abzubauen. Die Stresshormone bleiben ungenutzt im Körper. In diesem Zustand dauernder Übererregung geraten wir in Dauerstress.

Auch das Hören wird nun in Mitleidenschaft gezogen:

- **Genaues Hinhören wird schwerer:** Ihr Partner oder Ihre Partnerin spricht Sie zu Hause an und erzählt Ihnen so ganz nebenbei etwas vom vorigen Tag. Sie aber sind mit den Gedanken nicht dabei, denken an Ihre Probleme, Ihre Arbeit, an den nächsten Tag oder an sonst was. Je öfter Sie sich »unwichtigen« Gesprächen mit den inneren Ohren entziehen, desto schwerer sind Sie in der Lage, alles mitzubekommen. Es werden nur noch Fragmente sein, an die Sie sich erinnern.

- **Hohe Töne werden schlechter vertragen:** Die gespitzten Ohren als natürliche Stressreaktion versetzen uns in Alarmbereitschaft. Dabei sind es vor allem die hohen Töne, die uns als Warnung erreichen und auf die sich unser Ohr fixiert. Unter Dauerstress reagieren wir auf hohe Töne mit Abwehr, wir empfinden sie als unangenehm. Durch die ständige Höranspannung ist das Hörorgan überreizt, alles Helle, Spitze und Schrille wird jetzt instinktiv gemieden.

- **Die allgemeine Konzentration lässt nach:** Alle Sinnesorgane versorgen die Hirnrinde mit Energie, denn das Hirn braucht neben Nahrung wie Zucker und Sauerstoff auch Stimulanz. Das Ohr ist mit ca. 90 % an der Energiezufuhr zur Hirnrinde beteiligt, und dies fast ausschließlich durch den Empfang hoher Frequenzen. Vereinfacht ausgedrückt bedeutet das: das Hören hoher Frequenzen wirkt sich auf Bewusstsein, Denkfähigkeit, Gedächtnis, auf Wachheit und Aufmerksamkeit, Vigilanz aus. Durch das Meiden der hohen Klänge leiden Wachheit und Vigilanz.

- **Schallquellen können nicht mehr genau herausgehört werden:** Sehr viele Tinnitus-Patienten klagen darüber, dass sie in Besprechungen die einzelnen Kommentare nicht mehr genau verfolgen können – eine Störung, die vermehrt auch bei jungen Menschen betrachtet wird. Mit gesunden Ohren und in ausgeglichenem Zustand sollte jeder in der Lage sein, im Lokal neben Geräuschen, Musik, Stimmen und Gläserklappern wichtige Informationen herauszuhören. Dahinter steckt ein komplexer kognitiver Vorgang. Das Gehirn leistet dabei Schwerstarbeit, denn es hat im Vorfeld verschiedene akustische Komponenten miteinander verbunden, sie dann von den überlagernden Stimmmustern anderer Sprecher abgetrennt und sie schließlich individuell verfolgt. Das Phänomen, aus verschiedenen akustischen Angeboten bestimmte Informationen zu eliminieren, wird »Cocktailparty-Effekt« genannt. Geht diese Fähigkeit verloren, dann können dahinter Stress und mangelnde Konzentrationsfähigkeit oder auch ein Hörverlust stecken.

Der Cocktailparty-Effekt: Verschiedene simultane Hörangebote werden vom Gehirn analysiert und bewertet, sodass die für uns wichtige Information herausgefiltert werden kann. Diese Fähigkeit wird bei Dauerstress rapide herabgesetzt.

- **Schwindel und Gleichgewichtsstörungen:** Der Gleichgewichtssinn ist ein fundamentaler Sinn. Er besteht aus halbkreisförmigen Kanälen, die mit Flüssigkeit gefüllt sind und an das Hörorgan anschließen. Behaarte Rezeptoren in den Kanälen registrieren Bewegungen der Flüssigkeit und der Kalziumkristalle. Sie zeigen an, wie der Kopf gehalten und wie seine Stellung im Verhältnis zur Anziehungskraft der Erde ist. Jeder Muskel steht über das Rückenmark mit dem Nerv des Gleichgewichtsorgans in Verbindung. Unser Körpergefühl sitzt also im Ohr. Wer unter beständigem Stress sein Gefühl für seinen Körper verliert, dieses Gefühl vielleicht schon vorher kaum entfalten konnte, kann nun sogar Schwierigkeiten mit seinem Gleichgewicht haben.

4. Schritt: Lesen Sie Ihr Audiogramm/ Testen Sie Ihr Gehör

Stellen Sie zuerst anhand Ihres Audiogramms fest, ob Sie eine Hörminderung haben und wie ihre wichtigsten Merkmale sind. Schauen Sie sich an, welches Ohr stärker betroffen ist, auf welchem Ohr Sie besser die hohen, auf welchem Sie besser die tiefen Töne wahrnehmen können.

Bei der Ton-Audiometrie wird mit Hilfe von Tönen oder Geräuschen die Funktion des Hörorgans gemessen. Im Audiogramm werden die Ergebnisse notiert.

Ein Audiogramm (Abb. 3) ist die grafische Darstellung einer Hörprüfung. Der HNO-Arzt wird in der Regel ein Ton-Audiogramm mit Ihnen machen. Dabei werden Ihnen verschiedene Tonhöhen (Frequenzen) zugespielt. Jeder Ton wird so lange verstärkt, bis Sie ihn wahrnehmen. Sie geben durch Drücken eines Knopfes an, in welcher Lautstärke Sie die Tonhöhe gerade noch wahrnehmen können.

Am Rand links sehen Sie die Lautstärkeangaben (dB). Der Dezibel-Wert ist ein logarithmischer Wert: 20 dB bedeuten z. B. eine Verzehnfachung des Schalldrucks, 40 dB bedeuten zwei Verzehnfachungsschritte (40:20=2), also eine Steigerung um $10^2 = 100$. Die 0-Linie stellt den normalen, gesunden Hörbereich dar. Die Frequenzangaben sind oben angegeben, sie werden in Hertz (Hz) gemessen. Eine Frequenz von 2 Kilo-Hertz (kHz) oder 2.000 Hertz bedeutet, dass es sich hier um eine Tonhöhe mit 2.000 Schwingungen in der Sekunde handelt. Je größer die

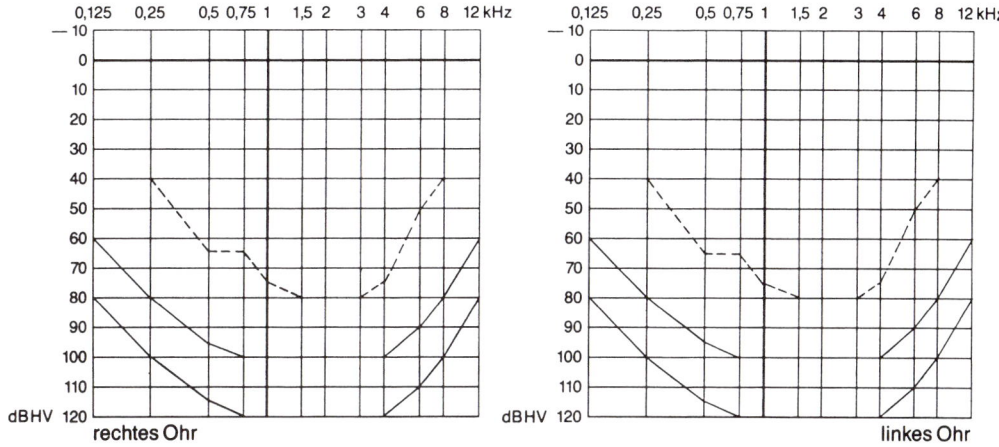

rechtes Ohr

linkes Ohr

Abb. 3: Formular eines Audiogramms.

Schwingungszahl, desto höher der Ton. Die Unbehaglichkeitsschwelle liegt bei durchschnittlich 110 dB. Bei hohen Tönen ist das Ohr empfindlicher: Im Bereich von 4.000 Hz wird es unangenehm, wenn 90 dB überschritten werden. Die Unbehaglichkeitsschwelle sollte gemessen werden, um festzustellen, ob eine Hyperakusis oder ein Recruitment vorliegt.

Der HNO-Arzt prüft immer beide Ohren, und zwar jeweils sowohl die Luftleitung als auch die Knochenleitung. Unter Luftleitung versteht man den Weg des Schalls unmittelbar über die Ohrmuschel: äußerer Gehörgang, Trommelfell und Mittelohr bis zum Innenohr. Deshalb wird bei der Luftleitung der Schallreiz über Kopfhörer eingeleitet. Mit der Messung der Luftleitung werden Hörstörungen im Bereich des äußeren Ohrs und des Mittelohrs festgestellt. Liegt hier eine Störung vor, dann spricht man von einer Schallleitungsschwerhörigkeit. Bei der Messung der Knochenleitung wird die Schallübertragung vom Schädelknochen zum Innenohr geprüft. Der natürliche Schallleitungsweg (Gehörgang, Trommelfell, Mittelohr) wird damit umgangen. Dazu wird ein Minivibrator hinter dem Ohr auf dem Warzenfortsatz aufgesetzt. Mit der Messung der Knochenleitung werden Hörstörungen im Bereich des Innenohrs oder

Bei der Schallleitungsschwerhörigkeit liegt eine Funktionsstörung des Gehörorgans, des Trommelfells oder des Mittelohrs vor. Die Schallempfindungsschwerhörigkeit hat ihre Ursache in krankhaften Veränderungen des Innenohrs oder der Hörnerven. Es gibt auch die Kombination beider Schwerhörigkeitsformen.

des Hörnervs festgestellt. Liegt hier eine Störung vor, spricht man von einer Schallempfindungsschwerhörigkeit.

Für die Messungen werden grafische Symbole verwendet (Abb. 4), die im Audiogramm eingetragen werden. Wenn Sie über Ihre rechte Luftleitung einen Ton mit 2.000 Hz mit einem Schalldruck von 30 dB wahrgenommen haben, dann wird das mit O markiert. Diese Markierung wird mit allen anderen wahrgenommenen Tönen verbunden, so dass schließlich eine »Hörschwellenkurve« für die Luftleitung Ihres rechten Ohres entsteht.

Abb. 4: Die gebräuchlichen grafischen Symbole im Audiogramm. Sollten in Ihrem Audiogramm andere Symbole benutzt worden sein, lassen Sie sich diese erklären.

Symbole im Audiogramm		
Tonschwelle	**Rechts**	**Links**
Luftleitung (LL)	O———O	X———X
Knochenleitung (Kl)	>·········>	<·········<
Ohrrauschen	VVVVV	VVVVV
Ohrton	——	——
Unbehaglichkeitsschwelle	VVVVV	VVVVV

Eine Hörminderung kann den gesamten Frequenzbereich betreffen oder nur bestimmte Frequenzen.

Der Hörverlust wird nach Schweregraden eingeteilt:

- 0–15 dB = keine Hörminderung
- 15–40 dB = leichte Hörminderung
- 40–65 dB = mittlere Hörminderung
- 65–95 dB = starke Hörminderung
- 95 dB + = fast oder ganz vollständige Hörminderung

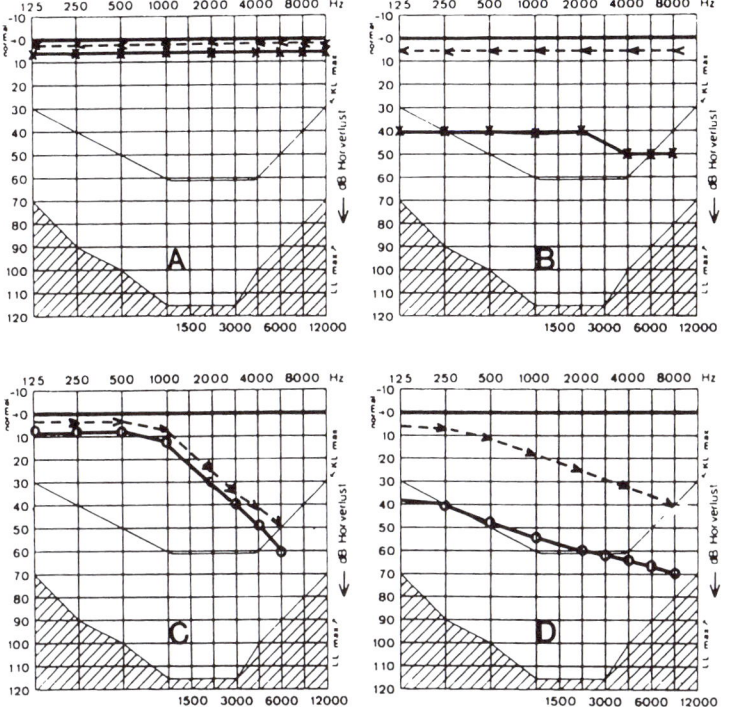

Auf CD 1, Track 1–5 können Sie hören, wie Menschen mit Hörminderung oder Tinnitus Musik wahrnehmen. Von den sieben abgebildeten Audiogrammen wurden fünf ausgewählt: Patient A, Patient C, Patient D, Patient F und Patient G.

Aus: Hamann/Schwab: Schwerhörigkeit. TRIAS Verlag 1991, S. 34.

Abb. 5: Diese Abbildungen zeigen verschiedene Audiogramme:
Patient A: Normalhörigkeit = die Hörschwellenkurve des linken Ohres liegt bei der 0-Linie.
Patient B: Schallleitungsschwerhörigkeit = die Luftleitungskurve des linken Ohres zeigt eine mittlere Schwerhörigkeit in allen Frequenzen bei 40 dB, ab 4.000 Hz wird sie noch ein wenig schlechter. Die Ursache für diese Form der Schwerhörigkeit liegt in der Schallleitung zum Innenohr. Die Knochenleitung ist intakt.
Patient C: Schallempfindungsschwerhörigkeit = die Knochenleitung des rechten Ohres zeigt eine leichte bis mittlere Hörminderung von 20 dB ab 1.500 Hz, die bei höheren Frequenzen stetig zunimmt. Man spricht hier von einem Hochtonverlust. Da die Schallleitung zum Innenohr nie besser sein kann als die Schallinformationsweiterleitung vom Innenohr, sind diese beiden Kurven immer deckungsgleich.
Patient D: kombinierte Schwerhörigkeit = Knochenleitung und Luftleitung des rechten Ohres zeigen unabhängig voneinander eine Hörminderung an, die Knochenleitung einen leichten bis mittleren Hochtonverlust ab 1.000 Hz, die Luftleitung einen mittleren bis starken Hochtonverlust im gesamten Frequenzbereich.

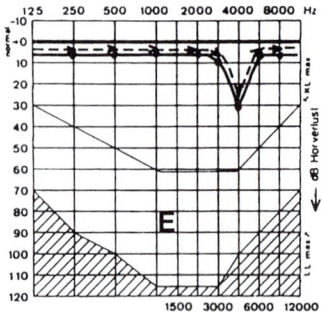
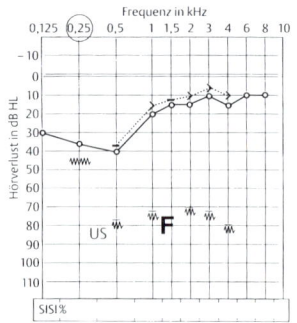
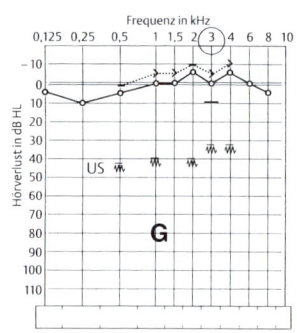

Abb. 6: Weitere Audiogramme:

Patient E: Schallempfindungsschwerhörigkeit links = typisches Audiogramm einer Lärmschwerhörigkeit.

Patient F: Schallempfindungsschwerhörigkeit rechts = leichte bis mittlere Schwerhörigkeit im tiefen Frequenzbereich zwischen 125 und 1.000 Hz, Tinnitus als Rauschgeräusch bei 250 Hz (⁀⁀⁀⁀), die Unbehaglichkeitsschwelle (US) liegt im normalen Bereich.

Patient G: Normalhörigkeit rechts, Tinnitus als Pfeifton (–) bei 3.000 Hz. In diesem Bereich zwischen 2.000 und 4.000 Hz haben die meisten Betroffenen ihren Tinnitus. Erniedrigte Unbehaglichkeitsschwelle (US ⁀⁀⁀), Hyperakusis.

Patient E aus:
Hamann/Schwab:
Schwerhörigkeit.
TRIAS Verlag 1991, S. 85.
Patient F und G aus:
Lehnhardt/Laszig:
Praxis der Audiometrie.
THIEME Verlag 2001,
S. 167 und 169.

Lesen Sie jetzt Ihr eigenes Audiogramm und notieren Sie die wichtigsten Merkmale. Vielleicht können Sie auch erkennen, ob Sie unter einer Schallleitungsschwerhörigkeit oder unter einer Schallempfindungsschwerhörigkeit leiden. Wenn Sie Ihr Audiogramm nicht vorliegen haben, lassen Sie es sich von Ihrem HNO-Arzt zuschicken oder gehen Sie zu einem Hörgeräte-Akustiker, er macht den Hörtest kostenlos.

4. Schritt: Lesen Sie Ihr Audiogramm und testen Sie Ihr Gehör mit Hilfe der CD 1, Track 6–10.

Meine Hörminderung ist

☐ rechts   ☐ links   ☐ beidseitig

Ich habe eine Schallleitungsschwerhörigkeit

☐ nein   ☐ weiß ich nicht   ☐ ja

Ich habe eine Schallempfindungsschwerhörigkeit

☐ nein   ☐ weiß ich nicht   ☐ ja

Ich habe eine kombinierte Schwerhörigkeit

☐ nein   ☐ weiß ich nicht   ☐ ja

Testen Sie Ihr Gehör mit Hilfe der CD 1

- Führen Sie den Test mit Kopfhörern durch.
- Seien Sie ehrlich mit sich selbst, damit Sie ein unverfälschtes Ergebnis erhalten.
- Legen Sie die CD 1 auf. Drücken Sie nach jeder Höraufgabe auf die »Pause«-Taste, machen Sie Ihr entsprechendes Kreuz in dem Test, lesen Sie die Anweisungen für die nächste Aufgabe durch und drücken Sie erst dann auf das nächste Stück.
- Wählen Sie Nr. 6 auf der CD zur Einstellung des Lautstärke-Reglers.

Sprachtest: Sie hören die Wochentage. Es beginnt mit einem sehr leisen Lautstärkepegel und wird allmählich lauter. Drücken Sie Nr. 7 und tragen Sie anschließend ein, welche Tage Sie verstanden haben.

Alle Wochentage deutlich verstanden	0 Punkte	☐
»Montag« nicht verstanden	1 Punkt	☐
»Montag« und »Dienstag« nicht verstanden	2 Punkte	☐
»Montag« bis »Mittwoch« nicht verstanden	4 Punkte	☐

Geräuschtest: Sie hören Vogelstimmen im Auwald in drei verschiedenen Lautstärkepegeln. Es beginnt sehr leise, anschließend hören Sie die Vogelstimmen in ihrer normalen Lautstärke, so wie Sie sie auch in der Natur hören, wenn Sie durch den Wald gehen. Als Letztes die Vögel mit einem etwas stärkeren Lautpegel. Drücken Sie Nr. 8 und tragen Sie anschließend ein, wie Sie die Vögel wahrgenommen haben.

Vögel sehr leise ('4–'21) deutlich wahrgenommen	0 Punkte	☐
Vögel in mittl. Lautstärke ('22–'40) deutlich wahrgenommen	2 Punkte	☐
Vögel erst sehr laut ('41–1'00) deutlich wahrgenommen	4 Punkte	☐

Tontest rechtes Ohr. Es werden Ihnen jetzt über den rechten Kopfhörer drei verschiedene Sinustöne in drei verschiedenen Lautstärken zugespielt. Drücken Sie Nr. 9 und tragen Sie anschließend ein, wie Sie die Töne wahrgenommen haben.

1. tiefer Ton (200 Hz) sehr leise ('3–'8) deutlich wahrgenommen	0 Punkte	☐

39

erst in mittl. Lautstärke ('9–'14)
deutlich wahrgenommen   2 Punkte ☐
erst in normaler Lautstärke ('15–'20)
deutlich wahrgenommen   4 Punkte ☐
2. mittlerer Ton (1.600 Hz)
sehr leise ('22–'27) deutlich wahrgenommen   0 Punkte ☐
erst in mittl. Lautstärke ('28–'33) .
deutlich wahrgenommen   2 Punkte ☐
erst in norm. Lautstärke ('34–'39)
deutlich wahrgenommen   4 Punkte ☐
3. hoher Ton (6.300 Hz)
sehr leise ('42–'47) deutlich wahrgenommen   0 Punkte ☐
erst in mittl. Lautstärke ('48–'52)
deutlich wahrgenommen   2 Punkte ☐
erst in normaler Lautstärke ('53–'58)
deutlich wahrgenommen   4 Punkte ☐

Tontest linkes Ohr. Es werden Ihnen jetzt über den linken Kopfhörer drei verschiedene Sinustöne in drei verschiedenen Lautstärken zugespielt. Drücken Sie Nr. 10 und tragen Sie anschließend ein, wie Sie die Töne wahrgenommen haben.

1. tiefer Ton (200 Hz)
sehr leise ('3–'8) deutl. wahrgenommen   0 Punkte ☐
erst in mittl. Lautstärke ('9–'14)
deutlich wahrgenommen   2 Punkte ☐
erst in normaler Lautstärke ('15–'20)
deutlich wahrgenommen   4 Punkte ☐
2. mittlerer Ton (1.600 Hz)
sehr leise ('22–'27) deutlich wahrgenommen   0 Punkte ☐
erst in mittl. Lautstärke ('28–'33)
deutlich wahrgenommen   2 Punkte ☐
erst in norm. Lautstärke ('34–'39)
deutlich wahrgenommen   4 Punkte ☐
3. hoher Ton (6.300 Hz)
sehr leise ('42–'47) deutlich wahrgenommen   0 Punkte ☐
erst in mittl. Lautstärke ('48–'52)
deutlich wahrgenommen   2 Punkte ☐
erst in normaler Lautstärke ('53–'58)
deutlich wahrgenommen   4 Punkte ☐

- Schalten Sie die CD aus, beantworten Sie noch folgende Fragen:

Haben Sie Schwierigkeiten beim Telefonieren?

☐ nein 0 Punkte   ☐ manchmal 3 Punkte   ☐ ja 4 Punkte

Haben Sie Probleme, die Sprache im Theater oder bei Vorträgen gut zu verstehen?

☐ nein 0 Punkte   ☐ manchmal 3 Punkte   ☐ ja 6 Punkte

Haben Sie das Gefühl, dass fast alle Leute undeutlich sprechen?

☐ nein 0 Punkte   ☐ manchmal 3 Punkte   ☐ ja 6 Punkte

Zählen Sie Ihre Punkte zusammen: GESAMT .... Punkte

5. Schritt: Auditiver Stress-Test: Testen Sie, ob Ihre Ohren unter Stress stehen

Mit diesem Test wird geprüft, ob Sie sich auditiv konzentrieren können, ob Sie hohe und laute Töne vertragen können, und ob Sie Schwingungsbewegungen im Ohr zulassen können. Das Ergebnis wird Ihnen zeigen, inwieweit Sie unter Anspannung stehen und wie sich dies auditiv auswirkt. Wenn vor allem die höheren und lauteren Töne körperliches Unbehagen verursachen, könnte das ein Hinweis auf eine Hyperakusis oder ein Recruitment sein. Sollten Sie unter einer mittleren bis starken Hörminderung leiden, werden Sie bei einigen Aufgaben Probleme haben, die nicht unbedingt auf Stress, sondern einfach auf Ihr schlechtes Gehör zurückzuführen sind. Auch hier kann dieser Test einen wertvollen Hinweis auf die Art Ihrer Hörschwächen liefern.

5. Schritt: Machen Sie den auditiven Stress-Test mit der CD 1, Track 11–21.

- Führen Sie den Test mit Kopfhörern durch.
- Seien Sie ehrlich mit sich selbst, damit Sie ein unverfälschtes Ergebnis erhalten.
- Legen Sie die CD 1 auf. Drücken Sie nach jeder Höraufgabe auf die »Pause«-Taste, machen Sie Ihr entsprechendes Kreuz in dem Test, lesen Sie die Anweisungen für die nächste Aufgabe durch und drücken Sie erst dann auf das nächste Stück.
- Die »Auflösung« für die Höraufgaben zum selektiven Hören lesen Sie auf Seite 108.

- Wählen Sie Nr. 11 auf der CD zur Einstellung des Lautstärkereglers.

Auditiver Stress-Test

Selektives Hören: Wählen Sie Track 12 und hören Sie den Satz »Jetzt kommt die Sonne« aus dem Stimmengewirr heraus. Versuchen Sie auch festzustellen, ob der gesuchte Satz von rechts oder von links kommt.

konnte ich gut heraushören	0 Punkte ☐
konnte ich erst nach zweimaligem Hören heraushören	2 Punkte ☐
konnte ich erst nach mehrmaligem Hören heraushören	4 Punkte ☐
konnte ich gar nicht heraushören	6 Punkte ☐

Selektives Hören: Wählen Sie Track 13 und hören Sie die Zahlen »96 32« aus dem Stimmengewirr heraus. Versuchen Sie auch festzustellen, ob die gesuchte Zahl von rechts oder von links kommt.

konnte ich gut heraushören	0 Punkte ☐
konnte ich erst nach zweimaligem Hören heraushören	2 Punkte ☐
konnte ich erst nach mehrmaligem Hören heraushören	4 Punkte ☐
konnte ich gar nicht heraushören	6 Punkte ☐

Selektives Hören: Wählen Sie Track 14 und hören Sie die Sätze »Was wollte ich jetzt erzählen? Ach, ja...« aus dem Stimmengewirr heraus. Versuchen Sie auch festzustellen, ob der gesuchte Satz von rechts oder von links kommt.

konnte ich gut heraushören	0 Punkte ☐
konnte ich erst nach zweimaligem Hören heraushören	2 Punkte ☐
konnte ich erst nach mehrmaligem Hören heraushören	4 Punkte ☐
konnte ich gar nicht heraushören	6 Punkte ☐

Überempfindlichkeit prüfen (Naturgeräusche): Wählen Sie Track 15, Vögel im Buchenwald. Welchen Höreindruck hatten Sie?

kein Problem	0 Punkte ☐
erträglich	4 Punkte ☐
sehr unangenehm	6 Punkte ☐

Überempfindlichkeit prüfen (tiefe und mittelhohe Klänge): Das Ohr zum Schwingen bringen. Wählen Sie Track 16, die tiefe Klangschale. Hören Sie hin, ob Sie die Schwingungen ganz bis zum Schluss wahrnehmen können. Fühlen Sie das Nachschwingen im Ohr. Welchen Höreindruck hatten Sie?

kein Problem	0 Punkte	☐
erträglich	4 Punkte	☐
sehr unangenehm	6 Punkte	☐

Wählen Sie Track 17, die mittlere Klangschale. Hören Sie hin, ob Sie die Schwingungen ganz bis zum Schluss wahrnehmen können. Fühlen Sie das Nachschwingen im Ohr. Welchen Höreindruck hatten Sie?

kein Problem	0 Punkte	☐
erträglich	4 Punkte	☐
sehr unangenehm	6 Punkte	☐

Wählen Sie Track 18, die höhere Klangschale. Hören Sie hin, ob Sie die Schwingungen ganz bis zum Schluss wahrnehmen können. Fühlen Sie das Nachschwingen im Ohr. Welchen Höreindruck hatten Sie?

kein Problem	0 Punkte	☐
erträglich	4 Punkte	☐
sehr unangenehm	6 Punkte	☐

Überempfindlichkeit (sehr hohe Klänge): Das Ohr zum Schwingen bringen. Wählen sie Track 19 und hören Sie das Klangspiel, das sehr hohe Frequenzen enthält. Fühlen Sie das Nachschwingen im Ohr. Welchen Höreindruck hatten Sie?

kein Problem	0 Punkte	☐
erträglich	4 Punkte	☐
sehr unangenehm	6 Punkte	☐

Überempfindlichkeit prüfen (hohe Frequenzen, Naturgeräusche): Wählen sie Track 20 und hören Sie eine Fledermaus (kleine Hufeisennase). Ihre Geräusche liegen über unserem Hörbereich. Versuchen Sie trotzdem, in dem Geräusch Klänge und Töne zu erkennen. Welchen Höreindruck hatten Sie?

kein Problem	0 Punkte	☐
erträglich	4 Punkte	☐
sehr unangenehm	6 Punkte	☐

Überempfindlichkeit prüfen (hohe Frequenzen, Naturgeräusche):

Wählen Sie Track 21 und hören Sie die Haubenlerche. Ihre Gesänge liegen über unserem Hörbereich. Welchen Höreindruck hatten Sie?

kein Problem	0 Punkte ☐
erträglich	4 Punkte ☐
sehr unangenehm	6 Punkte ☐

Zählen Sie Ihre Punkte zusammen: GESAMT .... Punkte

6. Schritt: Teilen Sie Ihren Tinnitus nach Merkmalen ein, um gezielter gegen ihn vorgehen zu können

Hier zunächst noch ein paar Erklärungen zu den Merkmalen. Bei der **Tinnitus-Dauer** wird zwischen akut, subakut und chronisch unterschieden. Davon ist auch die Therapie abhängig:

- Akut: weniger als drei Monate.
- Subakut: zwischen drei Monaten und einem Jahr.
- Chronisch: länger als ein Jahr.

6. Schritt: Teilen Sie Ihren Tinnitus nach Merkmalen ein, um ihn besser in den Griff zu bekommen.

Der **Belastungsgrad** sagt etwas über Ihre momentane Verfassung aus, bestimmt auch den weiteren Verlauf der Therapie. Wenn keine wesentlichen Begleiterscheinungen in Zusammenhang mit dem Tinnitus auftreten, dann spricht man vom kompensierten Tinnitus, d. h. der Patient registriert das Ohrgeräusch, kann aber so damit umgehen, dass es ihn nicht weiter stört. Er ist in der Lage, seine Aufmerksamkeit vom Tinnitus »wegzulenken«. Es besteht kein oder nur geringer Leidensdruck, seine Lebensqualität ist nicht wesentlich beeinträchtigt. Beim dekompensierten Tinnitus ist der Patient auf sein Ohrgeräusch fixiert, das kann massive Auswirkungen auf sämtliche Lebensbereiche haben und zu Begleiterscheinungen wie Schlaf- und Konzentrationsstörungen, Depressionen und diffusen Ängsten führen. Es besteht hoher Leidensdruck, die Lebensqualität ist wesentlich beeinträchtigt. Ein dekompensierter oder komplexer Tinnitus wird als eigenständiges Krankheitsbild betrachtet, andererseits können auch Depressionen und andere psychische Störungen die Ursache von Ohrgeräuschen sein.

In der Regel wird ein Tinnitus heute nach **Schweregraden** eingeteilt. Die Abstufung von Schweregraden berücksichtigt die Auswirkungen des Ohrgeräuschs im beruflichen und privaten Bereich und kann u. a. für die Ableitung der erforderlichen Therapieformen im Einzelfall nützlich sein:

- Grad 1: Kompensiertes Ohrgeräusch, kein Leidensdruck.
- Grad 2: Der Tinnitus tritt hauptsächlich in Stille in Erscheinung und wirkt störend bei Stress und psychisch-physischen Belastungen.
- Grad 3: Der Tinnitus führt zu einer dauernden Belastung im privaten und beruflichen Bereich. Es treten Störungen im emotonialen, kognitiven und körperlichen Bereich auf.
- Grad 4: Der Tinnitus führt zur völligen Dekompensation im privaten Bereich.

Tragen Sie hier Ihre Tinnitus-Merkmale ein:

Mein Tinnitus ist

☐ rechts   ☐ beidseitig   ☐ links   ☐ als Kopfgeräusch

Er klingt   ☐ hoch   ☐ mittel   ☐ eher tief

Er ist   ☐ morgens stärker   ☐ abends stärker

Er ist   ☐ akut   ☐ subakut   ☐ chronisch

Mein Belastungsgrad:

☐ Grad 1   ☐ Grad 2   ☐ Grad 3   ☐ Grad 4

Sämtliche Auswertungen und Kommentare zu den Tests finden Sie ab Seite 91. Lassen Sie sich Zeit damit, bis Sie das Buch ganz durchgelesen haben.

Richtig hören – geht das überhaupt?

In früheren Zeiten mussten sich die Menschen noch bemühen, um Musik zu hören. Musik auf Schallplatten oder anderen Tonträgern war nicht vorhanden. Wer Musik hören wollte, musste entweder selbst musizieren oder einen Künstler engagieren. Selbst Konzerte waren lange Zeit nicht öffentlich zugänglich. Heute ist die Situation vollkommen anders.

Tinnitus und Hörverhalten

Durch die rasante Entwicklung der auditiven Medien sind wir fast ständig von Musik umgeben: im Restaurant, beim Friseur, im Flugzeug, im Hotel, inzwischen sogar auf Bahnhöfen. Während man früher etwas tun musste, wenn man etwas hören wollte, muss man sich heute wehren, wenn man etwas nicht hören will. Für den Menschen ist es schwer geworden, sich in der Hektik des Tageslaufs Räume der Stille zu erobern. Viele ertragen nicht einmal mehr diese Stille und zerstören die Ruhe freiwillig, indem sie Musik einschalten. Noch nie hörten die Menschen so viel Musik wie heute (Abb. 7).

Abb. 7: Die Daten zum Hörkonsum der deutschen Bundesbürger stammen aus den ARD-Mediendaten 2001. Insgesamt wurden 56.132 Personen zu ihren Radionutzungsgewohnheiten befragt.

So viel hört der deutsche Bundesbürger täglich im Durchschnitt	
Hörkonsum 1995	Hörkonsum 2001
2 Stunden, 47 Minuten	3 Stunden, 25 Minuten

Musik spielt eine große Rolle bei der Lebensbewältigung, vor allem auch in Krisenzeiten, z. B. in der Pubertät. Das Bedürfnis, sich hemmungslos Musik auszusetzen, ist in allen Altersgruppen ungebrochen, auch bei Tinnitus-Patienten, wie eine Umfrage an der HNO-Klinik Dr. Gaertner zeigte (Abb. 8).

So viel hören Tinnitus-Patienten Wie viele Stunden hören Sie durchschnittlich täglich Musik? (n=154 Akut-Patienten)	
Ich höre durchschnittlich **7 Stunden** täglich. (Die Angaben schwankten zwischen 4 Stunden und »Dauerberieselung«, also mehr als 12 Stunden täglich.)	**44,8 % (69 Patienten)**
Ich höre durchschnittlich **3 Stunden** täglich.	**31,8 % (49 Patienten)**
Ich höre durchschnittlich **2 Stunden** täglich.	**16,2 % (25 Patienten)**
Ich höre durchschnittlich **30 Minuten** täglich. (Die Angaben schwankten zwischen: »Ich höre fast nie Radio« und »Ich höre ca. 1 Stunde täglich«.)	**7,1 % (11 Patienten)**
Gesamtdurchschnitt tägliche Hördauer: 4 Stunden, 20 Minuten	

Abb. 8: Der durchschnittliche Hörkonsum von Tinnitus-Betroffenen liegt eine Stunde höher als beim deutschen Bundesbürger.

Musikhören ist für die Tinnitus-Dauerhörer nicht Therapie, sondern Gewohnheit: Der Griff zum Radio folgt automatisch. Wenn ein Patient von sich sagt, er habe das Radio laufen, um sich vom Tinnitus abzulenken, dann ist auch das nicht als Therapie zu bezeichnen, sondern eher als Überreizung: Auch unbewusstes Hören ist eine Sinnesreizung, die verarbeitet wird. Jede Form des Hörens führt sowohl zu bewussten als auch zu unbewussten Reaktionen. Längst ist bekannt, dass Menschen, die an stark befahrenen Straßen wohnen, unter chronischem Stress und vegetativer Übersteuerung leiden. Am Morgen nach gestörten Nächten ist die Leistungsfähigkeit herabgesetzt bzw. ist eine größere Anstrengung nötig, um die normale Leistung zu erbringen. Die Weltgesundheitsorganisation (WHO) empfiehlt, in Schlafräumen einen Schallpegel von 35 dB nachts nicht zu überschreiten und Spitzenpegel über 45 dB zu verhindern, um die Menschen vor Schlafstörungen zu schützen.

Zwei Drittel (63,6 %) der befragten Tinnitus-Betroffenen hören Musik eher im Hintergrund, also passiv. Dennoch ist das Gehirn dabei ständig aktiv.

Alles, was wir hören – sei es nun bewusst oder unbewusst –, wird bestimmten Erkennungsmerkmalen unterworfen. Das heißt, unser Ohr sortiert via Verbindung zum Gehirn aus, was wichtig für uns ist und was nicht, was wir erkennen können und sollen und was nicht, was wir gerne hören und was nicht,

Zwei Beispiele zum »passiven« Hören:

Herr Weber arbeitet in der Abteilung »Einkauf« eines kleinen Unternehmens. Das Radio läuft für alle im Hintergrund vernehmbar als Berieselung. Keiner hört richtig hin, da kommt zwischen zwei Musikstücken eine Meldung: »Herr Weber, Sie haben bei unserem Preisrätsel: ›Wer ist der beliebteste Popsänger dieses Senders?‹ gewonnen! – Wenn Sie uns jetzt hören, rufen Sie sofort an...!« Natürlich hat Herr Weber das gehört, auch wenn er vorher nicht zuhörte und auch wenn das Radio nicht lauter geschaltet worden ist.

Frau Lachner ist Hausfrau und Mutter von zwei Kindern. Es ist Vormittag, die Waschmaschine und der Geschirrspüler laufen, nebenan wird das Haus renoviert, draußen wird mit dem Motormäher Gras gemäht. Frau Lachner bügelt und hört Musik aus dem Radio. Da meldet sich ihr kleines Kind aus dem ersten Stock mit undefinierbaren Piepstönen und weinerlicher Stimme. Frau Lachner ist im Nu oben und schaut nach, was los ist.

Obwohl weder Herr Weber noch Frau Lachner bewusst zugehört haben, wurden die Höreindrücke von ihnen ständig verarbeitet, analysiert, bewertet und aussortiert.

was angenehme Erinnerungen hervorruft und was nicht, was zu laut sein könnte und was nicht (hier schalten sich Verstärker- oder Filterfunktionen ein). Es ist ein hochkompliziertes, extrem empfindliches Organ, das nicht nur allein für die Sinneswahrnehmung »Hören« zuständig ist, sondern durch die vielen Verbindungen zu verschiedenen Gehirnanteilen unter anderem auch unser Nerven- und Muskelsystem mitsteuert. Haben Sie nicht auch schon mal im Rhythmus eines fetzigen Musikstücks mit den Füßen dazu gewippt? Haben sich Ihnen bei »unheimlich« schöner Musik nicht schon mal die Haare aufgestellt? Oder konnten Sie feststellen, dass bestimmte angenehme Stimmen bei Ihnen sofort Sympathien auslösen?

Es ist verführerisch, sich per Knopfdruck Musik zu verschaffen: Sie sorgt beim Essen für gute Stimmung, sie macht morgens wach, sie spornt an bei Arbeit und Fitness. Doch dass Musikhören oft mit einer anderen Tätigkeit kombiniert wird, hat Konsequenzen für das Hören und für die Art der Musik. Die volle Zuwendung des Hörers ist ausgeschlossen. Hintergrundmusik zielt nicht auf einen ästhetischen Genuss. Sie muss sich in der Situation geteilter Aufmerksamkeit bewähren und darf deshalb nicht allzu kompliziert sein, sie setzt vielmehr eine zerstreute Haltung voraus.

Musikstrukturen spiegeln sich in der Hirnrinde wider

Wer unter Tinnitus leidet, muss wissen, dass stundenlanges Radiohören Konsequenzen hat. Die Überreizung und die physische Wirkung wurden bereits angesprochen. Doch Musik hat auch Wirkung auf unser Gehirn: Musikstrukturen spiegeln sich exakt in der Aktivität der Hirnrinde wider.

Rhythmische Musik eignet sich nicht zum konzentrierten Arbeiten, sie macht eher unruhig und nervös. Der Neurologe Niels Birbaumer stellte in Untersuchungen fest: Technomusik ist speziell für einen noch im Wachstum befindlichen Jugendlichen »ein Desaster für die Hirnentwicklung«, weil sie chaotische Strukturen auf der Hirnrinde bilde.

Bei der Berieselung mit Pop- und Unterhaltungsmusik (dazu gehört auch die esoterische »Weichzeichner-Musik«) komme es zu regelrechten Einbrüchen der Hirnaktivität. Das zeige zwar einerseits die Entspannung im Hirn, gleichzeitig bestehe aber auch die Gefahr der »Verblödung«: »Entspannung und Verblödung liegen in diesem Fall nahe beieinander«, so Birbaumer.

Im Musikunterricht der Grund- und Hauptschulen wird seit Jahrzehnten eine »Unterweisung im Musikhören« gefordert. Diese Einführung in die Musikkultur wird jedoch nach wie vor stark vernachlässigt.

Wer sich ständig mit Musik und Geräuschen umgibt, verlernt es irgendwann, das Gras wachsen zu hören. Er stumpft dermaßen ab, dass er die Feinheiten, aus denen Musik besteht, nicht mehr wahrnehmen kann. Das führt auch dazu, dass er z. B. klassische Musik als äußerst langweilig empfinden wird, weil dort »nichts passiert«. Es wird eine Spirale in Gang gesetzt, durch die Musik z. B. immer lauter gehört werden muss. Musik lebt aber von Gegensätzen – laut und leise, hoch und tief, schnell und langsam.

In einer Studie der Musikhochschule Detmold wird von musikalischer Umweltverschmutzung mit gravierenden psychischen Auswirkungen gesprochen: »Wir befürchten, dass die musikalische Erlebnisfähigkeit degeneriert und der Einzelne immer mehr zum bereitwilligen Konsumenten der Unterhaltungsmusikindustrie wird, so dass der Begriff der ›musikalischen Umweltverschmutzung‹ für die kulturellen Lebensbedingungen vieler Mitmenschen mehr und mehr zutrifft.«

Eine weitere Folge der ständigen Geräuschkulisse ist, dass die Ohren in der Stille »nachbrummen«; das überreizte Hörorgan muss sich an die Stille erst gewöhnen. Wer von einer Reise kommt und sich in Bahnhöfen, Flugplätzen und Städten mit normalem Verkehrslärmpegel aufgehalten hat und in seine Wohnung zurückkehrt, kennt diesen Zustand des Nachhalls im Ohr. Feinfühlige spüren auch das Nachvibrieren im Körper. So wundert es nicht, dass Tinnitus-Patienten, die sich tagsüber in geräuschreicher Umgebung aufhalten, in der Stille ihr Ohrgeräusch besonders stark und unangenehm empfinden.

> »Akustische Umweltverschmutzung« ist heutzutage fast unvermeidlich. Wir müssen lernen, mit Geräuschen zu leben. Andererseits sollten wir bewusster wählen, was wir hören wollen und was nicht.

Aber es wäre vollkommen falsch, sich vom Hören fernzuhalten, so wie es viele Hyperakusis-Betroffene tun. Der richtige Weg ist, mit den Geräuschen, die uns umgeben, leben zu lernen, aber auch wählerischer mit dem umzugehen, was wir uns selbst an Höreindrücken verschaffen. Das heißt, lieber weniger, und wenn, dann ausgesuchter und bewusster hören.

Schritt 7 zu Ihrem persönlichen Selbsthilfeprogramm

Vielen Tinnitus-Patienten ist es gar nicht klar, dass sie zu viel hören. Einige meinen sogar, sie würden sich nur Gutes damit tun, denn schließlich würde sie das vom Tinnitus ablenken. Da der Tinnitus ein passiver und nicht steuerbarer Höreindruck ist, sollten Sie dafür sorgen, dass weitere passive und nicht steuerbare Höreindrücke möglichst ausgeschaltet werden; dazu gehört auch die Hintergrundmusik. Nun könnten Sie vielleicht einwenden, dass Sie sich Ihre CDs ja selbst aussuchen und dass Sie Ihnen gefallen, aber: hören Sie denn auch wirklich zu, wenn Sie Ihre Musik hören?

7. Schritt: Testen Sie Ihr Hörverhalten

Wie viele Stunden hören Sie täglich Musik?

7. Schritt: Testen Sie Ihr Hörverhalten.

Ich höre fast immer Musik	7 Punkte	☐
Ich höre bis zu 7 Std. tägl.	6 Punkte	☐
Ich höre bis zu 4 Std. tägl.	5 Punkte	☐
Ich höre bis zu 2 Std. tägl.	3 Punkte	☐
Ich höre bis zu 30 Min. tägl.	2 Punkte	☐

Wie hören Sie Musik?

Ich höre eher bewusst	2 Punkte	☐
Ich höre eher unbewusst	5 Punkte	☐
Ich höre auf beide Arten	2 Punkte	☐

Läuft bei Ihnen im Betrieb oder zu Hause immer Musik?

Ja	7 Punkte	☐
Meistens	5 Punkte	☐
Manchmal	3 Punkte	☐
Nie	2 Punkte	☐

Nehmen Sie die Musik in Kaufhäusern bewusst wahr?

Selten	5 Punkte	☐
Nur wenn ich darauf achte	3 Punkte	☐
Immer	2 Punkte	☐

Stellen Sie sofort das Radio im Auto an, wenn Sie losfahren?

Ja	7 Punkte	☐
Meistens	5 Punkte	☐
Manchmal	3 Punkte	☐
Nie	1 Punkt	☐

Gehen Sie immer mit Walkman oder CD-Player aus dem Haus?

Ja	5 Punkte	☐
Manchmal	2 Punkte	☐
Selten	1 Punkt	☐
Nie	3 Punkte	☐

Schalten Sie sofort das Radio ab, wenn Ihnen etwas nicht gefällt?

Ja   1 Punkt ☐
Manchmal   2 Punkte ☐
Nie   7 Punkte ☐

Können Sie Musik auch körperlich spüren?

Ja, immer   6 Punkte ☐
Manchmal   2 Punkte ☐
Nie   7 Punkte ☐

Wissen Sie, welche Instrumente Ihnen liegen und welche nicht?

Ja   2 Punkte ☐
Nein   7 Punkte ☐

Gehen Sie ins Konzert?

Ja, oft   4 Punkte ☐
Manchmal   3 Punkte ☐
Selten   5 Punkte ☐
Nie   7 Punkte ☐

Haben Sie bei lauten Konzerten oder in der Disko Gehörschutz dabei?

Ja   1 Punkt ☐
Nein   7 Punkte ☐

Sagen Sie dem Personal in Restaurants oder Cafés, wenn Ihnen die Musik nicht gefällt?

Ja   1 Punkt ☐
Manchmal   2 Punkte ☐
Selten   4 Punkte ☐
Nie   6 Punkte ☐

Gesamtpunktzahl: ....

Geräusche, Klang und Musik
bei Tinnitus

Die Behandlung von Tinnitus mit Geräuschen, Klang und Musik hat Tradition. 1822 empfahl der französische HNO-Arzt Itard: »Ich habe hierzu ein sehr einfaches Mittel, was selten seine Wirkung verfehlt, aufgefunden: es besteht darin, das innere, wahre oder eingebildete Geräusch durch ein äußeres analoges und gleichmäßig anhaltendes zu dämpfen. So lindert das Geräusch eines ziemlich lebhaften Kaminfeuers die Lästigkeit des dumpfen Ohrentönens, was das entfernte Rauschen des Windes oder eines Flusses nachahmt, beträchtlich. Dasselbe Mittel kann auch gegen das Pfeifen im Ohr geeignet sein, indem man das Feuer mit grünem oder leicht befeuchtetem Holz unterhält.« Was Itard hier beschreibt, wird heute als Maskierung bezeichnet.

Tinnitusmasker und Rauschgeräte

Die Behandlung des Tinnitus mit Maskierungsgeräten beruht auf der Beobachtung, dass die »inneren« Geräusche des Tinnitus mit Außengeräuschen überdeckbar sind. Dieses stellte schon Aristoteles (384–322 v. Chr.) fest, der sich als Philosoph und Wissenschaftler mit der Anatomie und Physiologie des Menschen beschäftigte: »Warum hört das Summen in den Ohren auf, wenn jemand ein Geräusch macht? Doch wohl deshalb, weil das größere Geräusch das kleinere vertreibt.« Ein Tinnitus-Patient macht diese Erfahrung an sich selbst, und er nutzt sie, indem er sich mit einer Geräuschkulisse umgibt (Radio, Zimmerspringbrunnen etc.), weil durch die Wahrnehmung der Umweltgeräusche die Ohrgeräusche in den Hintergrund treten.

Amerikanische Ärzte und Wissenschaftler haben deshalb Masker und Rauschgeräte entwickelt, die dem Ohr Geräusche oder Rauschen zuspielen. Der Leidende soll sich an die Geräusche gewöhnen und dadurch lernen, sich auch an den Tinnitus zu gewöhnen.

Masker können beliebig eingestellt werden und stellen dem Träger bis zu 3.000 verschiedene Frequenzen und Frequenzgemische zur Verfügung, zum Teil auch Naturgeräusche und sogar Musik.

Rauschgeräte oder Rauschgeneratoren sind leiser als Masker und geben weißes oder rosa Rauschen ab. Im weißen Rauschen kommen sowohl niedrige als auch hohe Frequenzen gleich stark vor. Auch in der Optik ist weißes Licht ein Gemisch aller Farben. Rosa Rauschen setzt sich vorwiegend aus tiefen Frequenzen zusammen. Es ist nicht so dominant wie weißes Rauschen, ein ungehindertes Sprachverständnis ist möglich.

Masker bieten bis zu 3.000 verschiedene Frequenzen. Rauschgeräte sind leiser als Masker und geben weißes oder rosa Rauschen ab.

Masker und Rauschgeräte sehen aus wie herkömmliche Hörgeräte und werden genauso getragen. Sie werden möglichst beidseitig angepasst und sollen das Ohr nicht verschließen, damit von außen ankommende Geräusche und akustische Informationen weiterhin wahrgenommen werden können. In der Regel wird deshalb ein HdO-Gerät (Hinter dem Ohr) empfohlen.

Die Nachteile der Masker und Rauschgeräte:

- Soll der Tinnitus maskiert werden, müsste der Masker bei vielen Patienten sehr laut eingestellt sein, was zu Hörermüdungen und eventuell sogar zu weiteren Hörschäden führen würde. Deshalb greift man eher zu Rauschgeräten, die gerade so überschwellig eingestellt sind, dass der Tinnitus auf keinen Fall verdeckt ist, also weiter gehört wird. Damit ist aber der Zweck eines Rauschgeräts an sich schon infrage gestellt.
- Das Ohr wird – wie beim Tinnitus auch – zwangsbeglückt. Das Ohrgeräusch soll durch ein zweites »passives« Geräusch, das sich ebenfalls dem Patienten aufdrängt, behoben werden. Doch ob es so angenehm ist, ständig ein zweites Geräusch zu hören, ist fraglich. Wäre das nicht so etwas Ähnliches wie ein zweiter Tinnitus – nur mit anderer Frequenz?
- Das Tragen eines Rauschgenerators gegen den Tinnitus wird den Patienten ständig daran erinnern, dass er Ohrgeräusche hat, und die Widerstände dagegen nicht abbauen. Gerade das aber soll der Patient ja eigentlich lernen. Er soll zu der Erkenntnis kommen, dass es sich besser *mit* seinem Tinnitus leben lässt als *gegen* ihn.

Der Vorteil der Masker und Rauschgeräte:

* Eine häufige Begleiterscheinung der Tinnitus-Verdeckung ist die so genannte »residual inhibition« (bleibende Nachwirkung). Dabei bleibt der Tinnitus auch nach Abschalten des verdeckenden Signals für kurze Zeit aus, um dann von neuem einzusetzen. Ziel ist es, dieses zeitlich begrenzte Ausbleiben des Tinnitus in einen Zustand der permanenten Nachwirkung zu überführen.

Verschiedene Studien haben inzwischen gezeigt, dass sich der Tinnitus durch einfachere und angenehmere Mittel überdecken lässt: Patienten zeigen eine viel höhere Akzeptanz beim Tragen eines Walkman statt eines Maskers oder Rauschers. Der Vorteil: Sie können beim Walkman selbst bestimmen, was sie hören. Schon allein die innere Vorstellung eines angenehmen Musikstücks kann einen Tinnitus beseitigen, wie eine weitere Studie belegte.

Hauptziel bei der Verordnung von Maskern und Rauschgeräten ist die »residual inhibition« = bleibende Nachwirkung. Das heißt, das Ohrgeräusch soll auch nach Abnehmen des Geräts für kurze Zeit verschwunden bleiben.

Warum Musik und Klang helfen können

Musik ruft Erinnerungen wach, sie macht frisch oder sie entspannt, besänftigt, richtet auf, verändert, sorgt für gute Stimmung, lässt Frauen tanzen und wiegt Kinder in den Schlaf. Sie weckt Kranke aus dem Koma und fördert das Wachstum von Pflanzen. Ein Leben ohne Musik ist nicht denkbar.

Die Musiktherapie ist eine der ältesten Therapieformen, die es gibt, dennoch führte sie lange ein Schattendasein. Die Melodien, mit denen Sänger noch im Mittelalter Europas Ekzeme wegsangen oder Knochenbrüche heilten, wurden verbannt. Musik, die ursprünglich einmal Sinn hatte und nur zu bestimmten Zwecken eingesetzt wurde, wurde mehr und mehr zur Kunst und damit zum reinen Genussmittel. Seit etwa 20 Jahren erlebt die Musiktherapie eine Renaissance, jetzt wird Musik wieder sinn- und zweckvoll genutzt. Sie erobert sich ihren alten Stand zurück, wird neu wahrgenommen und neu entdeckt, erlauscht, gefühlt.

Musiktherapie unterscheidet sich von anderen Therapien dadurch, dass sie »greift« und »ergreift«, unmittelbar das emotionale Erleben anspricht und in die vierte Dimension von Zeit und Raum führt. Musik beeinflusst Gefühl und Seele, sie wirkt über den Körper, die Knochen und die Haut mit ihren Vibrationsorganen, primär aber über das Hörorgan. Deshalb liegt es nahe, dass auf den Tinnitus, der im Ohr entsteht, über Musik, Klang und Geräusche eingewirkt werden kann. Hinzu kommt, dass die meisten Patienten trotz ihres Ohrgeräuschs immer noch in der Lage sind, Musik zu hören und zu genießen. Damit hat die Musiktherapie gegenüber anderen Therapien einen großen Vorteil. Dennoch war ihre Anwendung im Rahmen der Tinnitus-Therapie bisher diffus. Die Inhalte bestanden zum großen Teil darin, dass gemeinsam in einer Gruppe ein entspannendes Musikstück gehört wurde oder dass die Patienten mit einer Kassette oder einer CD allein gelassen wurden. Auch die Horchtherapie nach Tomatis ist keine Musiktherapie. Und wenn gar Masker oder Rauschgeräte als »Klangtherapie« bezeichnet werden, dann hat das mit einer Klang- oder Musiktherapie nichts mehr zu tun.

Klang- und Musiktherapie sind nicht dasselbe. Klang ist akustisches Material, mit dem in der Musik gearbeitet wird. Klänge unterscheiden sich durch ihre Stärke, Tonhöhe und Klangfarbe. Sie werden durch einen oder mehrere Töne mit all ihren Nebenschwingungen oder durch eine Mischung von Geräuschen und Tönen gebildet. Ein Geräusch besteht aus einer unregelmäßigen Schwingungskurve und unendlich vielen Tönen. Höhen sind nicht mehr bestimmbar. In der Musik sind sämtliche oben angegebenen Parameter enthalten, während ein Geräusch, ein Ton oder ein Klang noch keine Musik ist. Doch unabhängig von den akustischen Gegebenheiten kann schon ein bewusstes Hinhören ein Schallereignis – wie ein Geräusch – zum Klang machen. Musik kann also prinzipiell alle Arten von Klängen, Tönen und Geräuschen enthalten.

Die Bausteine der tinnituszentrierten Musiktherapie (TIM)

Die in den letzten Jahren entwickelte tinnituszentrierte Musiktherapie arbeitet mit Geräuschen, mit Klang und Musik. Ihr Schwerpunkt liegt auf der Rezeption, also auf dem Hören, und nicht auf dem Selbermusizieren. Die verschiedenen Übungen und Anwendungen werden in fünf Bausteinen angeboten (Abb. 9).

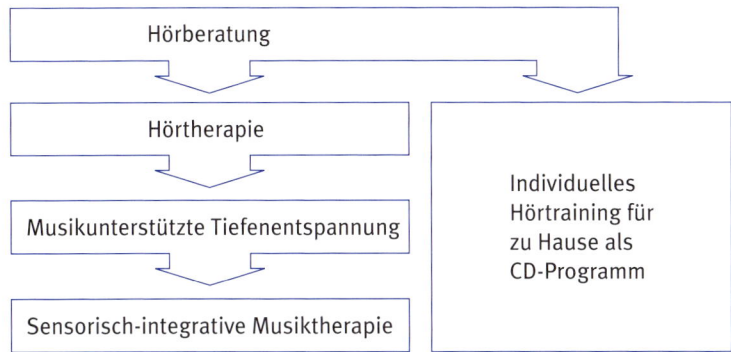

Abb. 9: Die Bausteine der TIM.

- **Die Hörberatung** ist der theoretische Teil der TIM, der vorwiegend der Information dient, aber auch pädagogische Aspekte enthält: Auch wenn der HNO-Arzt bereits alle Informationen zum Thema Tinnitus gegeben hat, so bleiben meistens dennoch wichtige Themen ausgeklammert, wie zum Beispiel das weitere Vorgehen im Hörverhalten. Die Hörberatung wird zum Dreh- und Angelpunkt der Therapie. Sie soll Erkennungsprozesse fördern, so dass der Patient seinen Tinnitus einordnen kann, und individuelles Hörverhalten und Hörbedürfnisse deutlich machen. Sie fördert die Sicherheit im Umgang mit Musik, kann Hörgewohnheiten verändern, klärt über Lärm, Hörschwächen und damit eventuell zusammenhängende Sprachprobleme auf, gibt Hinweise und Tipps zur Bewältigung der akuten Situation des Betroffenen und dient der Information auf beiden Seiten – der des Therapeuten und der des Betroffenen. Alle wichtigen Informationen aus der Hörberatung sind in diesem Buch beschrieben.

Viele Studien haben gezeigt, dass Musik die Entspannung vertiefen kann. Ein zusätzlicher Effekt: Schlafstörungen und Spannungszustände können abgebaut werden.

- Die **Hörtherapie** kann das konzentrierte Hören fördern und die subjektive auditive Wahrnehmung verbessern, wie die Audiogramme von subakuten und chronischen Tinnitus-Patienten gezeigt haben. Im Mittelpunkt stehen Übungen mit Geräuschen, mit Klängen und schließlich mit Musik, die zum selektiven individuellen Hören ermutigen. Die auditive Wahrnehmung wird vom Tinnitus weggelenkt. Ein weiterer Vorteil der Hörtherapie ist, dass ein »fühlbarer« Kontakt zum unerreichbaren und unfühlbaren Organ Innenohr aufgebaut werden kann. Die im Rahmen der Tinnitus-Retraining-Therapie (TRT) angebotene »Hörtherapie« hat trotz ihres Namens nichts mit der TIM zu tun. Sie enthält zwar einige ihrer Elemente, wie zum Beispiel das bewusste Hinhören oder das genaue Orten von Klängen und Geräuschen, ist sonst aber eher als ganzheitlich-sensorische Therapie zu bezeichnen, denn ihr erklärtes Hauptziel ist neben der auditiven Förderung die Schärfung aller Sinne.

- Die **musikunterstützte Tiefenentspannung** ist ein musiktherapeutisches Entspannungsverfahren. Wenn ein entspannendes, angenehmes Musikstück oft genug gehört wird, kann sich der Patient seine eigene »Kopfmusik« als Gegenprogramm zum Tinnitus schaffen und sich auf Entspannung konditionieren.

- Mit der **sensorisch-integrativen Musiktherapie** bietet die Musiktherapie die Möglichkeit, Hören mit anderen Sinnesempfindungen zu verbinden. Musik kann durch das Vibrationsorgan körperlich empfunden werden, sie kann mit Bewegungen kombiniert, mit Malen verknüpft werden. Sie wird so – wiederum als rezeptive Form – zu einem Medium, das seelische und körperliche Eigenwahrnehmung verbessert.

- Das **individuelle Hörtraining** auf CDs (bestehend aus Elementen der Tiefenentspannung, der Hörtherapie und der sensorisch-integrativen Musiktherapie) wird nach den Bedürfnissen des Patienten zusammengestellt. Dabei werden die Frequenzen verstärkt, die der Hörminderung und/oder dem Tinnitus entsprechen. So bekommt der Patient sein ganz individuelles Mittel an die Hand, mit dem er zu Hause üben und das er überall mitnehmen kann.

Wie Sie sich auditiv umprogrammieren können

Eine Therapie kann kaum über ein Buch vermittelt werden. Zur Therapie gehört der Dialog zwischen Therapeut und Klient, der ständig sich verändernde Prozess zwischen beiden und – im Falle der Musiktherapie – die Hilfe des Therapeuten zur Intensivierung der Sinne und der Selbstwahrnehmung. Dennoch können Sie sich mit Hilfe dieses Buches aus den Bausteinen der TIM Ihr eigenes Selbsthilfeprogramm gegen Ihren Tinnitus zusammenstellen. Denn auch in der Praxis bestimmt allein der Patient durch seine Vorgeschichte, durch die spezielle Qualität seines Ohrgeräuschs und durch sein Hörvermögen, wie die Therapie gestaltet wird. Seine aktive Mitgestaltung des individuellen Übungsprogramms ist Voraussetzung, wenn die Therapie erfolgreich sein soll.

Das sind die Merkmale und Ziele der TIM:

- Der Patient sucht sich mit Hilfe des Therapeuten selbst seine Musik aus.
- Hören soll wieder lustvoll und genussreich erlebt werden.
- Der Patient wird auf einfache Art und Weise mit Musik zur Tiefenentspannung geführt.
- Es wird eine bleibende Verdeckung des Tinnitus (»residual inhibition«) angestrebt.
- Die Habituation steht im Mittelpunkt.
- Die subjektive auditive Wahrnehmung soll gefördert werden.
- Durch Wiederholungen der Musikstücke wird die auditive Hirnrinde »umprogrammiert«.

Sie suchen sich Ihre Musik selbst aus

Musik kann nur dann positiv wirken, glücklich, zufrieden und ausgeglichen machen, wenn sie uns gefällt. Dann löst sie ähnliche positive Empfindungen aus wie ein Stück Schokolade oder unsere Lieblingsspeise. Das wurde jüngst in einer amerikanisch-kanadischen Studie festgestellt. Mit Hilfe eines Positronen-Emissions-Tomographen (PET) wurden die Reaktionen im Hirn von Testpersonen beobachtet, während ihnen ihre von ihnen selbst ausgesuchten Musikstücke und Geräusche vorgespielt wurden. Das Gerät verzeichnete besonders starke Aktivitäten im mittleren Gehirn. Ähnliche Reaktionen an dieser Stelle waren bei früheren Studien beobachtet worden, wenn es um Sex oder die Lieblingsspeise ging.

Es gibt also bei Tinnitus keine allgemein gültigen Rezepte der Musiktherapie. Bei der TIM trifft der Patient die Auswahl der Musikstücke, Klänge und Geräusche deshalb selbst. In der Praxis erhält er dabei Rat und Unterstützung vom Therapeuten. Auch Sie als Leser sollten Ihre individuelle Auswahl treffen. Auf den CDs finden Sie eine große und unterschiedliche Auswahl von Geräuschen, Klängen und Musik. Das Buch führt Sie schrittweise durch die Auswahl, so dass es Ihnen nicht schwer fallen wird, das Passende auszusuchen.

Habituation – das Zauberwort bei Tinnitus

Zentrales Schlagwort und Ziel in der Tinnitus-Therapie ist Habituation. Die Habituation ist ein lerntheoretisches Verfahren der Verhaltenstherapie und bedeutet Gewöhnung. Man versteht darunter eine Abnahme der Reaktionsbereitschaft eines Organismus auf einen mehrfach dargebotenen Reiz. Das heißt, durch die Habituation soll der Patient lernen, sich an den Tinnitus-Reiz allmählich zu gewöhnen und – wenn möglich – lernen, ihn vermehrt auszublenden. Der einfachste Weg zur Habituation führt über das Hören. Durch den auditiven Reiz von außen wird das Ohr vom Tinnitus abgelenkt; der Betroffene lernt, ihn in die akustischen Angebote von außen zu integrieren oder teilweise sogar auszublenden.

Durch die Habituation kann der Betroffene lernen, sich allmählich von der Fixierung auf den Tinnitus zu lösen.

60

Folgende Voraussetzungen muss Musik erfüllen, wenn sie zur Habituation führen soll:

- Sie muss aktiv gehört werden – also ohne ablenkende begleitende Tätigkeiten.
- Sie sollte angenehme Gefühle auslösen.
- Sie sollte entspannend sein.
- Sie sollte möglichst oft wiederholt werden.

Durch Wiederholung zur eigenen Kopfmusik

Bei allen Übungen wird Ihnen auffallen, dass die Musik oft wiederholt werden soll. Das hat seinen Sinn: Wiederholungen (Liturgie in der Kirche, Wiegenlieder mit vielen Strophen) führen zur Tiefenentspannung und fördern gleichzeitig den Prozess des »Umprogrammierens« in der Hörrinde. Regelmäßig wiederkehrende musikalische Strukturen »massieren« bestimmte Gehirnareale regelrecht, hinterlassen ihre eigene Spur auf der Hörrinde.

Und so funktioniert das: Immer dann, wenn wir eine neue eindrucksvolle Hörerfahrung machen, wird die entsprechende Assoziation zunächst im Hippocampus, der für das Gedächtnis zuständig ist, abgespeichert. Wird dieser Eindruck wiederholt, dann fungiert er als Trainer des Cortex, d. h. er bietet die gespeicherte Information dem Cortex immer wieder dar und sorgt auf diese Weise dafür, dass neue Inputmuster erlernt werden. So funktioniert auch der Tinnitus-Mechanismus: Durch seine Beständigkeit »lernt« der Cortex seinen Tinnitus, er prägt ihn sich über den Hippocampus ein. Wenn wir nun dem Cortex neue, sich ständig wiederholende auditive Muster anbieten, kommt etwas Neues dazu. Er lernt jetzt etwas anderes, er lernt seine Kopfmusik, die wir selbst ausgesucht haben, die für uns angenehm klingt, die wir – im Gegensatz zum Ohrgeräusch – gerne hören und jederzeit innerlich abrufen können.

Wiederholung lässt Zeit und Dauer entstehen. Sie führt eine Regelmäßigkeit ein, die es dem Hörer möglich macht, Zukünftiges vorwegzunehmen und sich immer mehr fallen zu lassen.

Ihr 3-Wochen-Basistraining

Es besteht aus drei verschiedenen Trainingsphasen, die aufeinander aufbauen:

1. Woche: musikunterstützte Tiefenentspannung
2. Woche: Gymnastik fürs Innenohr
3. Woche: tinnituszentriertes Musiktraining zur Habituation.

Selbstverständlich können Sie jedes dieser Wochenprogramme beliebig oft wiederholen. Merken Sie sich vor allem bei der Innenohrgymnastik, wo Sie Ihre Schwächen haben und wiederholen Sie diese Übungen. Für die 1. und die 3. Woche helfen Ihnen gesprochene Übungsanweisungen.

1. Baustein: musikunterstützte Tiefenentspannung

Je regelmäßiger Sie die musikunterstützte Tiefenentspannung üben, desto besser werden Sie sich entspannen können.

Die Unfähigkeit, sich zu entspannen, ist bei Tinnitus-Patienten sehr verbreitet. Nur 12,9 % von 154 befragten Akut-Patienten waren Entspannungstechniken bekannt, wobei nur 5 Patienten (3,2 %) diese Techniken gegen ihren Tinnitus einsetzten. Entspannungstechniken sind deshalb ein zentrales Thema in der Tinnitus-Therapie. Auf Knopfdruck geht das allerdings nicht, Tiefenentspannung will gelernt werden. Fast jede Institution, die Tinnitus-Therapie anbietet, hat deshalb auch entsprechende Techniken wie Autogenes Training, Progressive Muskelentspannung oder Ähnliches im Programm. Das Problem dieser Techniken ist, dass sie die Wahrnehmung des Tinnitus verstärken. Es ist deshalb sehr sinnvoll, Entspannungstechniken mit Musik zu verbinden.

Das Musik- und Klangtraining zur Tiefenentspannung kann schon nach *einer* Anwendung Wirkung zeigen, wie die Umfrage unter den 154 Akut-Patienten ergab: 85,7 % fühlten sich nach nur einmaligem Üben entspannter.

Tiefenentspannung braucht bestimmte Musik

Entspannung ist etwas anderes als Tiefenentspannung. Das muss man wissen, wenn man sich professionell entspannen möchte.

Die Entspannung ist ein Zustand, der auch durch einen Spaziergang, ein gutes Essen, einen Kinobesuch, einen Tanzabend, Gartenarbeit oder durch Stricken erreicht werden kann. Wer sich mit Musik entspannen möchte, macht das ganz nach seinem eigenen Geschmack: mit Marschmusik, Popmusik, Techno oder Klassik. Musik ist hier nach den Gesetzen des Lustprinzips wirksam.

Tiefenentspannung ist eine Potenzierung der Entspannung. Dazu gehört eine verbale Anleitung, die vom Therapeuten gegeben wird, nach einiger Übung kann sie auch allein als autosuggestive Technik ausgeübt werden. Die Musik wird hier zum Medium auf der Fahrt in die Tiefe der Entspannung. Sie sollte deshalb auch nicht zusammen mit der Anleitung angeboten werden, sondern erst nach der Anleitung. Diese Musik wird nach bestimmten Gesichtspunkten ausgesucht.

Musik hilft, bei der Tiefenentspannung alle Außenreize zu dämpfen bzw. auszuschalten – unter Umständen auch das Ohrgeräusch.

Trophotrope (sedierende) Musik ist ideal zur Tiefenentspannung. Sie zeichnet sich durch bestimmte Merkmale in Rhythmus, Metrik, Melodie, Tonart, Harmonie, Polarität und Lautstärke aus. Sie sollte von natürlichen Instrumenten kommen, ist langsam, hat meist keinen erkennbaren Rhythmus, wenig dynamische Elemente, ist eher in Moll- oder in weichen Dur-Tonarten oder auch atonal notiert. Einfach ausgedrückt: Sie macht einen fließenden, sanften, beruhigenden Eindruck und hilft, bei der Tiefenentspannung alle Außenreize zu dämpfen bzw. auszuschalten. Es ist eine Musik, in die man sich sozusagen »hineinfallen« lassen kann.

63

Was passiert bei der musikunterstützten Tiefenentspannung?

Das Herz-/Kreislaufsystem beruhigt sich: Die Atmung vertieft sich, der Pulsschlag verlangsamt sich, Schmerzen verringern sich. Das Gehirn schwingt in Alpha: Werden im Großhirn EEG-Strukturen mit großer Amplitude und kleinen Frequenzen gebildet, wie es bei der trophotropen Musik der Fall ist, finden hirnelektrische Aktivitäten statt, die auf eine Vermehrung der begehrten Alpha- und Theta-Wellen hinweisen. Sie führen zu Entspannung. Alphawellen (8–12 Hertz) wurden vor allem bei Personen gemessen, die entspannende Musik hörten.

Die Wahrnehmung für störende Reize wird verringert: Dadurch, dass die Aufmerksamkeit auf den eigenen Körper und auf die Musik gelenkt wird, werden Sie unempfänglich für andere Umweltreize und damit auch unempfänglicher für den Tinnitus. Man vermutet, dass dieser Effekt durch die begrenzte Informationsverarbeitungskapazität des menschlichen Gehirns pro Zeiteinheit zustande kommt.

Es findet eine Regression (angenehm erlebter innerlicher Rückzug) statt: Zeit und Raum lösen sich auf. Sie können dieses »Sich-Zurückziehen« aus der bewussten Wahrnehmung der Umwelt als lustvolles Ausweichen, Auflösen und Entspannen erleben. Tagträume setzen ein, Sie versetzen sich innerlich in eine andere Umgebung. Schließlich kann ein gedankenloser Dämmerzustand und letztendlich der Schlaf folgen.

Die Stressbewältigung wird verbessert: Sie können lernen, über die eigene Wahrnehmung von Spannung und Entspannung, einen besseren Zugang zu sich selbst zu finden. Das kann Ihnen helfen, in Zukunft belastende Situationen besser zu bewältigen. Schlafstörungen können abgebaut werden: Für alle suggestiven Techniken gilt, dass sie die höhere Nerventätigkeit und damit die corticoviszeralen Regulationen (die Aktivitäten der Hirnrinde) harmonisieren. Da das Schlafenkönnen (ebenso wie das Wachseinkönnen) nicht zuletzt von der Harmonie dieser corticalen Prozesse abhängig ist, werden durch diese Form der Tiefenentspannung bessere Bedingungen für den Schlaf geschaffen.

So gehen Sie vor

- Auf der CD 2 finden Sie alle Bausteine, die Sie brauchen, um sich Ihr eigenes Training zur Tiefenentspannung zusammenzustellen.
- Hören Sie sich zuerst die Musikauswahl zur Entspannung an (CD 2, Track 2 bis 6). Dann entscheiden Sie sich für eines der Stücke.
- Überspielen Sie sich in folgender Reihenfolge diese Bausteine auf Kassette oder CD:
  1. Atemübung, Track 1 (wenn Sie bereits mit Atemtechniken vertraut sind, können Sie diesen Baustein weglassen).
  2. Text zur Tiefenentspannung, Track 7.
  3. Zweimal nacheinander dasselbe Musikstück Ihrer Wahl aus Track 2 bis 6.
- Hören Sie die Musik über Lautsprecher, dann kann die Schwingung durch die Luft und über den Boden wandern und erreicht nicht nur Ihre Ohren, sondern über Ihren Körper auch Ihren Vibrationssinn.
- Sie sollten diese Übung jeden Tag zur gleichen Zeit durchführen. Dafür brauchen Sie etwa 15 Minuten.
- Legen Sie sich bequem auf Ihr Sofa oder auf den Teppich. Unterstützen Sie Ihre Knie mit einer zusammengerollten Decke, das entlastet Ihren Rücken.
- Achten Sie darauf, dass Kiefergelenke, Nacken und Schultern entspannt sind. Das wirkt sich günstig auf die Ohren aus. Die Zunge sollte am unteren Mundboden liegen.
- Sobald der letzte Ton verklungen ist, bleiben Sie mit dem inneren Ohr bei der Musik, die Sie gerade gehört haben. Spüren Sie, was sich in Ihrem Körper verändert hat.

Wenn Ihnen das Training besonders gut tut, wählen Sie sich aus Ihrer eigenen Musiksammlung Ihr Lieblingsstück aus: Es sollte etwa 5 Minuten lang sein, nicht zu hoch klingen, einen langsamen Rhythmus haben und nur von wenigen Instrumenten gespielt werden (siehe auch trophotrope Musik). Auf keinen Fall sollte es vom Synthesizer kommen. Bearbeiten Sie die Musik wie oben angegeben.

Basistraining, 1. Baustein: die musikunterstützte Tiefenentspannung. Stellen Sie sich mit den Texten der CD 2, Track 1 und 7 Ihr Wochenprogramm zusammen. Wählen Sie dazu eines der Musikstücke von Track 2–6 aus.

2. Baustein: Innenohr-Gymnastik

Der Tinnitus ist auch deshalb bedrohlich, weil er »von innen« kommt und dabei nicht greifbar ist. Er ist eingebettet in das Felsenbein, den härtesten Knochen unseres Körpers. Das Innenohr wird so fast zu einem Mythos, man kann es nicht anfassen, man kann es nicht sehen und in der Regel auch nicht fühlen. Darum ist es für Patienten oft verblüffend, wenn Sie nach nur wenigen Übungen ihr unfassbares und unsichtbares Organ Ohr fühlen können. Sie spüren, wie sich die Schwingungen von Klängen oder Geräuschen im Ohr fortsetzen, sie spüren Wärmegefühle, Entspannung oder Kribbeln im Ohr.

Was passiert bei der Innenohr-Gymnastik?

Es wird ein Kontakt zum Innenohr geschaffen: Schwingungen werden spürbar im Ohr gefühlt. Durch die Hörübungen lernen Sie Ihre Hörschwäche besser kennen, können jetzt gezielt trainieren und vielleicht Unsicherheiten im Hören abbauen.

Die subjektive auditive Wahrnehmung kann gefördert werden: Die Steigerung der Leistungsfähigkeit des Ohres ist nicht möglich. Es kann aber eine subjektive Besserung der Hörwahrnehmung erreicht werden, indem Sie lernen, Ihre verbliebenen auditiven Wahrnehmungsmöglichkeiten besser zu nutzen. Dafür gibt es keine Altersgrenze.

Die Hyperakusis kann abgebaut werden: Durch aufmerksames Hinhören, durch das Entdecken neuer und angenehmer Hörreize, die auch im Alltag überall vorhanden sind, haben Sie die Chance, Ihre Überempfindlichkeit abzubauen.

Es kann zur »residual inhibition« kommen: Von einer verlängerten »residual inhibition« wird schon dann gesprochen, wenn die Nachwirkung »viele Sekunden oder gar Minuten« anhält. Diese Zeitangaben machen deutlich, wie kurz die Nachverdeckung durch Rauschgeneratoren anhält. Bei den Hörübungen werden Sie mit einer Welt der Geräusche und Klänge vertraut gemacht, die Sie vergessen hatten oder die Ihnen vielleicht fremd sind. Durch die neuen akustischen Reize können Sie tatsächlich den

Tinnitus auch mal vergessen. Nach nur einmaligem Üben mit Geräuschen, Klängen und Tönen konnten 46 % von 154 befragten Akut-Patienten eine Nachverdeckung angeben, ihr Tinnitus war während der Hörübungen zeitweise verschwunden. Bei 18 % war er nach der Stunde leiser, bei 0,6 % (einem Patienten) komplett verschwunden.

So gehen Sie vor

- Nehmen Sie sich täglich ca. 15 Minuten für das 7-Tage-Training.
- Führen Sie den Test mit Kopfhörern durch.
- Seien Sie ehrlich mit sich selbst, damit Sie ein unverfälschtes Ergebnis erzielen.
- Die »Auflösung« einzelner Aufgaben finden Sie am Ende dieses Kapitels auf S. 71.
- Setzen Sie sich bequem hin, achten Sie darauf, dass Kiefergelenke, Nacken und Schultern entspannt sind. Das wirkt sich günstig auf die Ohren aus. Die Zunge sollte am unteren Mundboden liegen.
- Legen Sie CD 1 auf. Drücken Sie nach jeder Höraufgabe auf die »Pause«-Taste, lesen Sie die Anweisungen für die nächste Aufgabe durch und drücken Sie erst dann auf das nächste Stück.
- Wählen Sie Track 11 zur Einstellung Ihres Lautstärkereglers. Merken Sie sich die Zahl, die der Lautstärkeregler in der optimalen Stellung für Sie anzeigt. Das Programm ist so aufgebaut, dass die Frequenzen allmählich höher und vielseitiger werden. Wenn Ihnen einzelne Geräusche oder Klänge zu intensiv sind, dann stellen Sie diese zwischendurch leiser. Besonders wohltuende Geräusche und Klänge können Sie auch lauter stellen. Kommen Sie aber immer wieder zu Ihrer Ursprungseinstellung zurück.

Basistraining, 2. Baustein: die Innenohrgymnastik. Ihr Wochenprogramm finden Sie auf der CD 1, Track 11 und Track 22–39.

1. Tag: Hören Sie in Geräusche (Track 22 bis 24)
- Wählen Sie Track 22 (geschüttelte Dosen rechts, mittig, links wechselnd): Stellen Sie sich vor, wie Ihre Ohren mit diesem Geräusch regelrecht »ausgeputzt« werden.

- Wiederholen Sie Track 22: Achten Sie darauf, wie unterschiedlich Ihre Ohren reagieren. Gehen Sie innerlich mit, wenn sich die Dose entfernt oder die Seiten gewechselt werden.
- Spüren Sie nach: Hat sich in den Ohren etwas verändert?
- Wählen Sie Track 23 (Regenrohr): Stellen Sie sich vor, wie durch Ihre Ohren und durch Ihren Kopf Wassertropfen rieseln und Frische und Klarheit bringen.
- Wiederholen Sie Track 23: Achten Sie darauf, wie unterschiedlich Ihre Ohren reagieren. Gehen Sie mit, wenn das Geräusch die Seiten wechselt.
- Spüren Sie nach: Hat sich in den Ohren etwas verändert?
- Wählen Sie Track 24 (aufgehängte Kieselsteine, die aneinander schlagen) und hören Sie drei Mal nacheinander: Stellen Sie sich vor, wie jetzt die Gehörknöchelchen zur Arbeit angeregt werden.
- Wiederholen Sie Track 24: Gehen Sie mit, wenn das Geräusch die Seiten wechselt.
- Spüren Sie nach: Hat sich in den Ohren etwas verändert?

**2. Tag: Hören Sie in rhythmische Geräusche
(Track 25 und 26)**
- Wählen Sie Track 25 (Steine mit Holzklöppeln angeschlagen): Spüren Sie, wie sich die schlagenden Geräusche in Ihrem Kopf ausbreiten und nicht nur die Gehörknöchelchen, sondern jetzt auch die Schädelknochen zum Schwingen bringen.
- Wiederholen Sie Track 25: Hören Sie, wie Geräusche zu Klang werden.
- Spüren Sie nach: Hat sich in Ihren Ohren und in Ihrem Kopf etwas verändert?
- Wählen Sie Track 26 (Musik aus Geräuschen und vereinzelten Klängen): Was löst es in Ihren Ohren und in Ihrem Kopf aus, wenn nun Klang hinzukommt?
- Wiederholen Sie Track 26: Lassen Sie die Klänge körperlich ankommen.
- Spüren Sie nach: Hat sich in Ihren Ohren und in Ihrem Kopf etwas verändert?

3. Tag: Geräusche orten (binaurales Hören, Track 27 bis 29)

- Wählen Sie Track 27 (amerikanische Dampflok, nähert sich einem Bahnübergang): Verbinden Sie die Geräusche mit inneren Bildern.
- Wiederholen Sie Track 27: Stellen Sie fest, woher die Geräusche kommen und wohin sie verschwinden.
- Wählen Sie Track 28 (Fischkutter dreht im kleinen Binnenhafen eine Runde): Verbinden Sie die Geräusche mit inneren Bildern.
- Wiederholen Sie Track 28: Stellen Sie fest, woher der Kutter kommt und wohin er verschwindet.
- Wählen Sie Track 29 (Spaziergang an einer Schafherde vorbei): Verbinden Sie die Geräusche mit inneren Bildern.
- Wiederholen Sie Track 29: Stellen Sie fest, von welcher Seite sich der Spaziergänger der Schafherde nähert.
- Spüren Sie nach: Welches dieser Hörbilder war für Sie am angenehmsten? Woran hat es Sie erinnert?

4. Tag: Sprache/Klänge orten (binaurales Hören, Track 30 und 31)

- Wählen Sie Track 30: Sie hören eine Frauenstimme, die sich an vier verschiedenen Positionen im Raum bewegt. Versuchen Sie, die Stimme mit den Ohren zu greifen. Stellen Sie fest, von wo aus sie spricht.
  a) Als Einstieg hören Sie die Frauenstimme im toten Raum.
  b) Von wo aus spricht sie jetzt?
  c) Von wo aus spricht sie jetzt?
  d) Von wo aus spricht sie jetzt?
  e) Von wo aus spricht sie jetzt?
- Wählen Sie Track 31: Sie hören den Beginn des Andante aus der Symphonie Nr. 96 von Haydn. Das Orchester bewegt sich an vier verschiedene Positionen im Raum. Versuchen Sie, es mit den Ohren zu greifen. Stellen Sie fest, von wo aus die Musiker spielen.
  a) Als Einstieg hören Sie die Musiker im toten Raum.
  b) Von wo aus spielen sie jetzt?
  c) Von wo aus spielen sie jetzt?
  d) Von wo aus spielen sie jetzt?
  e) Von wo aus spielen sie jetzt?

- Lesen Sie die Lösung der Höraufgaben auf S. 71.
- Wiederholen Sie Track 30: Stellen Sie fest, mit welchem Ohr Sie größere Mühe haben, die Sprache zu orten.
- Wiederholen Sie Track 31: Stellen Sie fest, mit welchem Ohr Sie größere Mühe haben, die Musik zu orten.
- Spüren Sie nach: Wo fällt es Ihnen leichter, sich zu konzentrieren? Bei Sprache oder Musik? Üben Sie in Zukunft das, was Ihnen schwerer fällt.

5. Tag: Ohrmassage (Track 32)
- Wählen Sie Track 32 (Klangschalen): Achten Sie auf die vielen unterschiedlichen Tiefen und Höhen der Schwingungen. Hören Sie auch in die hohen und leisen Klänge.
- Wiederholen Sie Track 32: Spüren Sie, wie sich die Schwingungen in Ihren Ohren ausbreiten können und die feinen Innenohrmuskeln »durchmassieren«.
- Spüren Sie nach: Wie fühlen sich Ihre Ohren jetzt an? Konnte sich ein Gefühl der Weite in Ihren Ohren einstellen?

6. Tag: Annäherung an hohe Frequenzen (Track 33)
- Wählen Sie Track 33 (Delphin-Unterhaltung unter Wasser): Hören Sie in die vielen unterschiedlichen Geräusche, Laute und Klänge hinein.
- Wiederholen Sie Track 33: Lassen Sie jetzt innere Bilder entstehen. Überlegen Sie sich, an welche Höreindrücke Sie die vielen unterschiedlichen Laute erinnern: an Kindergeschrei, an Babystimmen, an Lachen, an Knattergeräusche, an elektronisches Pfeifen?
- Spüren Sie nach: Wie fühlen Sie sich? Können Sie spüren, warum Delphine »heilsam« sein können? Können Sie nachvollziehen, dass Höreindrücke Stimmungen verändern können?

7. Tag: hochfrequentes Hören (Track 34–38)
- Wählen Sie Track 34 bis 38 und hören Sie die Vogelstimmen, die zunehmend höher werden. Wenn es Ihnen zu intensiv ist, stellen Sie den Lautstärkepegel leiser. Spüren Sie, wie empfindlich Ihre Ohren und Nerven auf hohe Frequenzen reagieren, aber spüren Sie auch, wie die hohen feinen Schwingungen Ihre Muskeln in den Ohren massieren.

- Wählen Sie Track 39 (Stadtpark morgens früh in Hongkong in der Nähe einer Volière und eines Wasserfalls): Entspannen Sie sich und Ihre Ohren.
- Wiederholen Sie Track 39: Stellen Sie sich einen angenehmen Ort – weitab von dieser Welt – vor, an dem Sie diese Geräusche hören.

Merken Sie sich Geräusche und Klänge, die Ihren Tinnitus überdecken konnten und die Ihren Ohren und Ihrem Körper besonders gut getan haben. Wiederholen Sie diese Übungen. Wenn Sie bei der einen oder anderen Übung besonders gut entspannen konnten, dann spielen Sie sich den Textbaustein zur Tiefenentspannung (CD 2, Track 7) und anschließend das Geräusch oder den Klang von CD 1 auf eine Kassette und benutzen Sie diese Übung auch zur Tiefenentspannung.

Auflösung der Hörübungen aus der Innenohrgymnastik

Track 27: Die amerikanische Dampflok kommt von links, fährt eine Kurve vorn am Zuhörer vorbei und entfernt sich wieder in einer Linkskurve.

Track 28: Der Fischkutter kommt von links, dreht direkt in der Mitte vor dem Zuhörer kurz den Motor auf und tuckert dann geradeaus wieder in die See.

Track 29: Der Spaziergänger geht direkt auf die Schafherde zu, das Schaf blökt links, der Hund springt dem Spaziergänger vorn aus der Mitte entgegen. Der Spaziergänger geht dann an der Schafherde vorbei und lässt sie rechts liegen. Der Hund bellt von rechts hinten nach.

Track 30: Die Frauenstimme kommt a) von links, b) von der Mitte, c) von rechts, d) wandert von links nach rechts.

Track 31: Die Musik kommt a) von vorn aus der Mitte, b) von links, c) von rechts, d) von hinten aus der Mitte.

3. Baustein: tinnituszentriertes Musiktraining zur Habituation

Beim aktiven Hören widmen wir uns bewusst dem Höreindruck, dadurch kann Hören steuerbar und sinnvoll genutzt werden. Ich kann z. B. beim aktiven Hören in einem Konzert meine Ohren auf ein Instrument richten, das mir besonders gut gefällt, und mir vorstellen, wie gut mir das tut. Diese Art des Hörens wird nicht mit anderen Tätigkeiten verbunden. Passives Hören dagegen ist unbewusstes Hören, das dennoch verarbeitet wird, genauso wie der Tinnitus, der sich Ihnen passiv aufdrängt, den Sie aber trotzdem ständig verarbeiten müssen.

Um die eigene Wahrnehmung beim Tinnitus umzutrainieren, müssen Sie in den Prozess der Habituation einsteigen. Das gesamte 3-wöchige Basistraining fördert die Habituation, dieser letzte Baustein – das tinnituszentrierte Musiktraining – jedoch ganz besonders, denn hier müssen Sie wirklich ganz Ohr sein, um nichts zu versäumen. Wie schon in der 1. Woche lebt dieses Programm von den Wiederholungen, die für die Habituation so wichtig sind.

Auch hier suchen Sie sich wieder Ihre Musik selbst aus. Jetzt gehen Sie aber nicht nur nach Ihrem Geschmack vor, sondern auch nach dem Klang Ihres Tinnitus bzw. nach Ihrer Hörschwäche. Liegen Ihr Tinnitus und Ihre Hörschwäche z. B. im hohen Frequenzbereich, dann wählen Sie sich die Musik, die sich vorwiegend in den höheren Frequenzen bewegt.

Was passiert beim tinnituszentrierten Musiktraining?

Es unterstützt die Habituation: In dem Moment, in dem Sie sich auf einen anderen Höreindruck konzentrieren, entfernen Sie sich mit Ihrer auditiven Wahrnehmung vom Tinnitus. Das werden Sie schon bei der Innenohrgymnastik und bei der Tiefenentspannung gemerkt haben. Die Fixierung auf den Tinnitus nimmt ab.

Aufmerksames Hören durchblutet das Gehirn: Wenn wir aufmerksam und konzentriert hören, sind eine Reihe von Voraussetzungen erforderlich, wie Orientierungsreaktion, Einstellung der Sinnesrezeption in Richtung Wahrnehmungsobjekt, damit verknüpft lokomotorische Reaktion, Selektion aus der Fülle der wahrnehmbaren Momente des Objekts, Abstraktion der Wahrnehmung und Zuordnung zu im Gedächtnis gespeicherten Wahrnehmungsinhalten, Gruppierung der Wahrnehmungsinhalte nach Vertrautheit, Erwartung, Komplexität usw. Es kommt zu einer Erhöhung des Hirnstoffwechsels, was durch mehrere Messungen der regionalen Hirndurchblutung nachgewiesen werden konnte.

Hören und Fühlen fördert die Eigenwahrnehmung: Die Körperwahrnehmung kann durch alle Formen der Schallvermittlung angesprochen werden. Das geschieht über die Mechanorezeptoren, die nicht nur den Hörsinn, sondern auch den Muskel-, Gleichgewichts-, Druck-, Berührungs- und Vibrationssinn anregen. Die Musiktherapie nennt die Verbindung von Hören und Fühlen »sensorisch-integrativ«. Der Vibrationssinn wird vorwiegend über die Pacini-Körperchen vermittelt, die in der Unterhaut des Handtellers und der Fußsohlen liegen. Sie kommen aber auch außerhalb der Haut an zahlreichen Stellen vor: an Bändern, Sehnen, Muskeln, der Knochenhaut, Gelenkkapseln, sogar im Eingeweide und in der Bauspeicheldrüse. Wir hören also mit dem ganzen Körper.

Rhythmische musikalische Strukturen machen Ordnungen erlebbar und können Stress und Schmerzen reduzieren: Ein wesentlicher Stressfaktor, unter dem viele Tinnitus-Patienten leiden, ist das Fehlen von Strukturen und regelmäßigen Rhythmen im Alltag. Dazu gehören zum Beispiel Schlafdefizite, unregelmäßige Mahlzeiten, der abrupte Wechsel zwischen Spannung und Entspannung. Der menschliche Körper ist aber auf das Ordnungsprinzip rhythmischer Strukturen angewiesen. Musikalische rhythmische Stimuli beeinflussen die Rhythmizität zentralnervöser Steuerungsvorgänge und können damit sowohl Stress fördern (z. B. bei stark rhythmischer Technomusik) als auch Stress und Schmerzen signifikant reduzieren. Atemrhythmus und Pulsschlag können reguliert, räumliche und zeitliche Ordnungen können erlebbar werden, zur Auflockerung der Persönlichkeit beitragen und zu einer neuen Orientierung helfen.

Stimmübungen verstärken die auditive Umprogrammierung und bauen Spannungen ab: In der letzten Übung dieses Basistrainings wird empfohlen, die eigene Stimme zum Klingen zu bringen. Es gibt wohl kaum eine wirksamere Methode gegen den Tinnitus, als selbst zu singen oder zu summen. Mit Singen können Schmerzen gelindert und Spannungen abgebaut werden. Noch mehr als beim Musizieren müssen beim Singen neuronale, motorische und vegetative Teilsysteme, besonders der Atmungsregulation, funktionell miteinander gekoppelt und kontrolliert werden. Für Tinnitus-Patienten besonders wertvoll: Der Kopf kommt ins Schwingen, Sie lassen beim Singen Töne im Kopf entstehen, die Sie selbst gewählt haben. Die Stücke werden durch das intensive und aufmerksame Hören – vor allem aber durchs Mitsummen oder Singen – so verinnerlicht, dass sie später jederzeit abrufbar sind.

So gehen Sie vor

Basistraining, 3. Baustein: das tinnituszentrierte Musiktraining zur Habituation. Die verbalen Anleitungen zu Ihrem Wochenprogramm finden Sie auf der CD 2, Track 7 und Track 13–34. Wählen Sie dazu eines der Musikstücke von 8–12 aus.

Auf CD 2 finden Sie alle Bausteine, die Sie brauchen, um sich Ihr eigenes tinnituszentriertes Musiktraining zur Habituation zusammenzustellen.

- Wählen Sie sich aus der Frequenztabelle (S. 88) eine Musik aus, die den Frequenzen Ihrer Hörminderung und Ihres Tinnitus entspricht. Entscheiden Sie sich für eines der Stücke 8 bis 12; sie sind alle von der Komposition her durchstrukturiert und erleichtern das konzentrative Hören. Bleiben Sie die ganze Woche bei diesem einen Stück, damit es sich einprägt und seine Wirkung entfalten kann.
- Für jeden Tag müssen Sie nun Ihr eigenes Programm auf Kassette oder CD überspielen. Gehen Sie dabei in folgender Reihenfolge vor (wenn Sie sich bereits sehr gut in kurzer Zeit entspannen können, dürfen Sie Track 7 weglassen).

1. Tag: Kontakt zwischen Musik und Körper herstellen
- Track 7 (Anleitung zur Tiefenentspannung)
- Track 13
- Ihre gewählte Musik
- Track 14

- Ihre gewählte Musik
- Track 15
- Ihre gewählte Musik
- Track 34

2. Tag: Dynamik wahrnehmen und wirken lassen
- Track 7 (Anleitung zur Tiefenentspannung)
- Track 16
- Ihre gewählte Musik
- Track 17
- Ihre gewählte Musik
- Track 18
- Ihre gewählte Musik
- Track 34

3. Tag: Musikalische Bewegungen wahrnehmen und wirken lassen
- Track 7 (Anleitung zur Tiefenentspannung)
- Track 19
- Ihre gewählte Musik
- Track 20
- Ihre gewählte Musik
- Track 21
- Ihre gewählte Musik
- Track 34

4. Tag: Instrumente heraushören/Habituation fördern
- Track 7 (Anleitung zur Tiefenentspannung)
- Track 22
- Ihre gewählte Musik
- Track 23
- Ihre gewählte Musik
- Track 24
- Ihre gewählte Musik
- Track 34

5. Tag: Klänge eliminieren und wirken lassen
- Track 7 (Anleitung zur Tiefenentspannung)
- Track 25
- Ihre gewählte Musik
- Track 26

- Ihre gewählte Musik
- Track 27
- Ihre gewählte Musik
- Track 34

6. Tag: Rhythmische Strukturen wahrnehmen und wirken lassen

- Track 7 (Anleitung zur Tiefenentspannung)
- Track 28
- Ihre gewählte Musik
- Track 29
- Ihre gewählte Musik
- Track 30
- Ihre gewählte Musik
- Track 34

7. Tag: Das Selbst klingen und schwingen lassen

- Track 7 (Anleitung zur Tiefenentspannung)
- Track 31
- Ihre gewählte Musik
- Track 32
- Ihre gewählte Musik
- Track 33
- Ihre gewählte Musik
- Track 34

- Sie sollten die Übungen jeden Tag zur gleichen Zeit durchführen. Dafür brauchen Sie etwa 20 Minuten. Lassen Sie sich während des Trainings nicht stören.
- Hören Sie die Musik über Lautsprecher, dann kann die Schwingung durch die Luft und über den Boden wandern und erreicht nicht nur Ihre Ohren, sondern auch Ihren Vibrationssinn über Ihren Körper.
- Legen Sie sich bequem hin. Unterstützen Sie Ihre Knie mit einer zusammengerollten Decke, das entlastet Ihren Rücken.
- Achten Sie darauf, dass Kiefergelenke, Nacken und Schultern entspannt sind. Das wirkt sich günstig auf die Ohren aus. Die Zunge sollte am unteren Mundboden liegen.
- Sobald der letzte Ton verklungen ist, bleiben Sie mit dem inneren Ohr bei der Musik, die Sie gerade gehört haben. Spüren Sie, was sich in Ihrem Körper verändert hat.

Wenn Ihnen das Training besonders gut getan hat, wählen Sie sich aus Ihrer eigenen Musiksammlung ein Lieblingsstück mit Instrumenten heraus, die Ihrer Tinnitusfrequenz und Ihrer Hörminderung entsprechen. Gehen Sie nach der Instrumenten-tabelle vor (S. 90), die Ihnen zeigt, welche Instrumente für Sie besonders geeignet sind. Auf keinen Fall sollte das Stück am Synthesizer entstanden sein. Achten Sie darauf, dass es etwa 5 Minuten lang ist und einen gemächlichen Rhythmus hat, zu dem Sie gut atmen können. Bearbeiten Sie das Musikstück dann wie oben angegeben.

Auditive Übungen und Tipps für den Alltag

Sie haben schon jetzt eine Fülle von Anregungen bekommen, was Sie für sich tun können. Lesen Sie hier nun, wie Sie durch weitere Übungen Ihr ganz persönliches Selbsthilfeprogramm erweitern können.

Die Minuten-Entspannung

Ein altes und bewährtes Mittel, mit dem sich die Könner unter den Vielbeschäftigten immer wieder ins Lot bringen, ist die »Minuten-Entspannung«, die unter dem Begriff »Tropho-Training« wiederentdeckt wurde. Wer sie beherrscht, kann sich schon in Sekunden an der roten Ampel wieder ins Gleichgewicht bringen.

Es funktioniert folgendermaßen:

Die Minuten-Entspannung: einfach und jederzeit im Alltag anwendbar.

- Sie schließen die Augen, lassen Ihren Unterkiefer fallen, so dass sich der Mund leicht öffnet, lösen alle Muskeln und stellen sich vor, dass Ihre Gedanken von oben nach unten in die Fußsohlen fließen. All das sollte simultan passieren. Dabei sagen Sie sich innerlich: »Alles wird jetzt vollkommen unwichtig.« Bleiben Sie für ein paar Minuten in dieser Verfassung und stellen Sie sich vor, dass Sie sich jetzt aus Ihrem Alltag ausgeklinkt haben.
- Dann ballen Sie Ihre Hände zu Fäusten, atmen kräftig durch, gähnen und öffnen die Augen, all das wieder simultan. Dabei sagen Sie sich innerlich: »Ich bin jetzt wieder zurück, frisch, hellwach und bereit für die nächste Aufgabe.«

Wirksam entspannen mit Wasser

»Was sind Ihre liebsten Klänge und Geräusche?« wurden Gehörlose gefragt, die ein Cochlea-Implantat eingesetzt bekommen hatten und nun plötzlich hören konnten. Die Antwort war eindeutig: »Wassergeräusche!« Es gibt wohl kaum ein Geräusch, das unserem Ohr eine größere Vielfalt an Reizen bieten kann, als Wassergeräusche. Einerseits regen Sie durch die ständig wechselnden Frequenzen und durch ihre große Bandbreite unsere Ohren an, andererseits entspannen sie uns.

In der jahrtausendealten altorientalischen Musiktherapie sitzt darum immer ein Assistent im Hintergrund, um Wasser von einem Gefäß ins andere zu gießen – ein Geräusch, das ein Gefühl von Frische, Klarheit und Reinigung vermittelt und sich auch seelisch auswirkt. In den Palästen, Klöstern, Villen und Parks auf der ganzen Welt finden wir deshalb auch häufig plätschernde Springbrunnen. Sie alle klingen aber unterschiedlich, denn Strahl und Geschwindigkeit des Wasser können unterschiedlich eingestellt werden. Auch die Größe und das Material des Gefäßes, in welches das Wasser fließt, bestimmen den Klang.

Wasser ist nicht gleich Wasser. Während der eine lieber einen Wasserfall hört, kann sich der andere besser bei Ozeanbrandung entspannen. Auf CD 1 finden Sie zwei Wassergeräusche, die in der TIM besonders gut ankamen.

Entspannen mit Wassergeräuschen beruhigt und fördert das Hörorgan. Wählen Sie die verbale Anleitung CD 2, Track 7 und eines der Wassergeräusche aus CD 1, Track 40 oder 41.

So gehen Sie vor, wenn Sie mit Wassergeräuschen arbeiten möchten:

- Überspielen Sie sich die Anleitung zur Tiefenentspannung, CD 2, Track 7.
- Setzen Sie Ihr Lieblingswassergeräusch daran (CD 1, Track 40 oder 41), bei Bedarf auch gleich zwei Mal nacheinander oder überspielen Sie ein anderes Wassergeräusch mit einer Länge von mindestens 8 Minuten.
- Hören Sie die Musik über Lautsprecher, dann kann die Schwingung durch die Luft und über den Boden wandern und erreicht nicht nur Ihre Ohren, sondern auch Ihren Vibrationssinn über Ihren Körper.
- Legen Sie sich bequem auf Ihr Sofa oder auf den Teppich hin. Unterstützen Sie Ihre Knie mit einer zusammengerollten Decke, das entlastet Ihren Rücken.
- Achten Sie darauf, dass Kiefergelenke, Nacken und Schultern entspannt sind. Das wirkt sich günstig auf die Ohren aus. Die Zunge sollte am unteren Mundboden liegen.

- Spüren Sie, wie wohltuend sich das Geräusch in Ihren Ohren ausbreitet und schließlich auch Ihren Körper erfasst. Stellen Sie sich vor, dass das Wasser Sie durchrieselt und reinigt.
- Sobald das Geräusch verklungen ist, bleiben Sie innerlich bei dem Wasser und den inneren Bildern, die Sie hatten. Spüren Sie, was sich in Ihrem Körper verändert hat.

Die auditiv-sensorische Grundübung

Diese Übung ist ein 7-Tage-Programm für alle Hörprobleme, Hörschwächen und für alle Formen des Tinnitus.

So gehen Sie vor:

Bei der auditiv-sensorischen Grundübung werden beide Hirnhälften aktiv. Wählen Sie dazu ein Stück aus Ihrer eigenen CD-Sammlung oder aus CD 2, Track 2–6 oder Track 8–12.

- Suchen Sie sich ein Stück aus Ihrer eigenen CD-Sammlung oder aus CD 2 (Track 2 bis 6 oder 8 bis 12). Es sollte beruhigend und angenehm auf Sie wirken.
- Hören Sie die Musik über Kopfhörer.
- Legen Sie sich bequem hin: auf Ihr Sofa oder auf den Teppich. Unterstützen Sie Ihre Knie mit einer zusammengerollten Decke, das entlastet Ihren Rücken.
- Achten Sie darauf, dass Kiefergelenke, Nacken und Schultern entspannt sind. Das wirkt sich günstig auf die Ohren aus. Die Zunge sollte am unteren Mundboden liegen.
- Arbeiten Sie nur mit diesem einen Stück, stellen Sie sich jeden Tag eine Aufgabe:
  1. **Hören Sie mit Gefühl:** Was fühle ich?
  2. **Hören Sie mit dem Körper:** Wie nehme ich meinen Körper dabei wahr?
  3. **Hören Sie mit inneren Bildern:** Mit welchen Bildern kann ich die Musik verbinden?
  4. **Hören Sie dialogisch:** Gehen Sie in Zwiesprache mit der Musik: Was will mir die Musik sagen? Hat sie eine Botschaft für mich?
  5. **Hören Sie selektiv:** Was machen jetzt die Celli? Wie klingen die tiefen Begleitstimmen? Kann ich den Rhythmus des Schlagzeugs heraushören?
  6. **Hören Sie analytisch:** Wo kann ich die Melodie wieder heraushören? Wie ist die Dynamik im Stück aufgebaut? Hat sich jetzt der Rhythmus verändert?

7. **Hören Sie mit Heileffekt:** Stellen Sie sich vor, wie sich mit den sanften, angenehmen Klängen der Tinnitus auflöst und als weiche farbige Wolke davonfliegt.

Schlafstörungen? Überlisten Sie Ihr Ohr mit dem auditiven Schlaftraining!

Schlafstörungen sind ein wichtiges Thema in der TIM, denn entspannende auditive Reize können besonders schnell und wirksam zur Tiefenentspannung führen. Suchen Sie sich aus den folgenden Übungen eine oder mehrere aus, die Ihnen besonders liegen. Im Folgenden ein paar Beispiele:

- Lenken Sie Ihre innere Wahrnehmung auf andere Körpergeräusche: den eigenen Herzschlag (nur, wenn er ruhig und relativ gleichmäßig ist), den Atemrhythmus, den Pulsschlag oder das Blutrauschen. Dazu können Sie sich mit dem betroffenen Ohr auf das Handgelenk legen und den Körpergeräuschen wie Pulsschlag und Blutrauschen lauschen.
- Legen Sie sich einen Wecker unter das Kopfkissen, der im Sekundenrhythmus tickt – nicht doppelt so schnell, wie es viele Wecker heutzutage tun. Unser Puls schlägt im Ruhezustand mit ca. 70 Schlägen pro Minute, bei einem langsamen rhythmischen Reiz von außen passt er sich an, das gesamte Herz-/Kreislaufsystem wird durch den noch ruhigeren 60-Schläge-Rhythmus in der Minute nochmals heruntergeregelt (nach diesem Prinzip wird auch in der Hypnose gearbeitet).
- Lenken Sie Ihre auditive Wahrnehmung nach außen. Dazu stellen Sie sich vor, dass sich Ihre Ohren nach außen ausdehnen, Geräusche greifen, die aus der unmittelbaren Umgebung des Bettes kommen, aus dem Raum, aus der Wohnung oder von draußen.
- Überspielen Sie sich eine beruhigende Musik oder Naturgeräusche (am besten Wassergeräusche) aus den beiliegenden CDs. Verlängern Sie das Geräusch durch zwei- oder dreimaliges Überspielen. Wichtig ist, dass die Kassette nicht die ganze Nacht durch läuft, sondern nur für einen begrenzten Zeitraum (maximal 20 Minuten). Eine Timerfunktion oder die Überspielung der ausgesuchten Musik mit der richtigen

Das auditive Schlaftraining bietet verschiedene Möglichkeiten. Besonders wirksam: Naturgeräusche. Wählen Sie sich aus der CD 1 etwas aus.

Länge ist deshalb sinnvoll. Wählen Sie ein Stück, bei dem Sie am besten »abdriften« können. Bleiben Sie bei diesem Stück, damit es für Sie ein Ritual wird, wenn Sie sich Ihre Schlafmusik zuspielen. Je mehr Sie damit arbeiten, desto besser können Sie sich selbst konditionieren: Der Körper wird nach einigem Üben schon entspannt und gelöst, wenn Sie die ersten Töne oder Geräusche hören.

- Beschäftigen Sie sich mit Ihrem Atem. Lesen Sie dazu »Atmen Sie richtig«, S. 84.

Die auditive Umprogrammierung

Ein besonders wichtiges Thema für alle, die sehr stark auf ihren Tinnitus fixiert sind.

Die auditive Umprogrammierung legt eine neue Spur auf Ihre Hörrinde. Achten Sie auf jede Kleinigkeit: auf den Klang Ihrer Schritte, den Wind in den Bäumen, das Geräusch Ihres Autos.

- Lernen Sie wieder, vermehrt auf Umweltgeräusche zu achten. Stellen Sie sich vor, dass Ihre Ohren nach außen greifen.
- Finden Sie heraus, welche Geräusche in Ihrem Büro, an Ihrem Arbeitsplatz, unterwegs in Verkehrsmitteln und zu Hause in den eigenen vier Wänden besonders angenehm und wohltuend für die Ohren sind. Konzentrieren Sie sich darauf.
- Wenn Sie merken, dass Sie sich fixieren, suchen Sie sich sofort mit dem Ohr eine andere Geräuschquelle. Dazu reicht es schon, wenn Sie die Fingerkuppen in der Nähe der Ohrmuscheln aneinander reiben.
- Wenn Sie merken, dass Sie sich auf Ihren Tinnitus fixieren, summen Sie Ihre inzwischen bekannte Lieblingsmusik als »Gegenprogramm«.

Das auditive Stressbewältigungstraining

Das auditive Stressbewältigungstraining: Die emotionale Einstellung spielt bei Ohren unter Stress eine große Rolle.

Diese Übungen helfen nicht nur bei Überempfindlichkeiten im Hören, sondern verbessern auch die subjektive auditive Wahrnehmung. Voraussetzung ist allerdings, dass Sie Dauerstress abbauen.

- Versuchen Sie, Geräusche, die Ihnen unangenehm sind, mit angenehmen inneren Bildern zu verbinden: Das Rauschen auf der Straße vor dem Haus ist deshalb unangenehm, weil wir damit Verkehr, Lärm und Hektik verbinden. Wenn wir uns aber vorstellen, dass es vielleicht Meereswellen sind, die draußen rauschen, verändert sich unsere Einstellung sofort.

- Üben Sie in Lokalen oder Cafés das selektive Hören. Richten Sie Ihre Ohren auf bestimmte Menschen und versuchen Sie, in den Wortfetzen etwas zu verstehen.
- Wenn Sie mit guten Bekannten oder Freunden telefonieren, wechseln Sie ab und zu den Hörer auf das gegenüberliegende Ohr. Hören Sie, wie unterschiedlich Ihre Ohren die Stimme wahrnehmen. Versuchen Sie, in der Stimme des anderen eine Melodie herauszuhören.
- Kaufen Sie sich ein kleines Instrument, das nur einen Klang von sich gibt (Klangkugel, Gong, Klangschale, Klangstab o. Ä.). Spielen Sie damit – hören Sie in diesen einen Klang und in das Klangspektrum hinein, das sich durch die Obertöne wie ein Fächer hinter diesem Klang ausbreitet.
- Leiden Sie unter Hyperakusis? Dann versuchen Sie, in kleinen Schritten Ihr Gehör wieder an Geräusche und Klänge zu gewöhnen. Wenn Sie spüren, dass Sie Fortschritte machen, stellen Sie das Radio kurzfristig lauter, unser Gehör sollte das bis 80 dB (das entspricht einer belebten Straße) problemlos aushalten.
- In entspannten Momenten sollten Sie vorsichtig versuchen, Ihren Ohren auch helle oder etwas lautere Geräusche und Klänge anzubieten, die Ihnen angenehm sind. Hören Sie sich dazu auch die Beispiele aus der CD an und überspielen Sie sich etwas auf Kassette.

Stecken Sie sich Ihre akustische Medizin ein

- Füllen Sie eine runde Metalldose (ungefähr die Größe einer Drops-Dose) mit winzig kleinen weichen Kaubonbons (Jelly-Beans), kleinen Süßigkeiten oder Salmis. Wenn Sie sich akustisch ablenken wollen oder Ihre Ohren entspannen möchten, schütteln Sie sachte die Dose mal an dem gesunden Ohr, mal am beeinträchtigten Ohr und essen Sie anschließend etwas aus der Dose.

Die akustische Medizin kann eine große Hilfe für Ihren Alltag werden.

- Kaufen Sie Ihren Lieblingsduft oder Ihr bevorzugtes Aromaöl. Füllen Sie den Duft oder das Öl in ein leeres Medizinfläschchen, das Sie bequem einstecken können. Schütteln Sie es ab und zu in der Nähe beider Ohren und öffnen Sie es zwischendurch. Genießen Sie den Duft, er wird mit Sicherheit vom Ohrgeräusch ablenken.
- Kaufen Sie sich eine oder zwei Minikugeln aus Metall oder Emaille in einem China-Laden, die mit einem Glöckchenklang gefüllt ist. Wenn Sie sich akustisch ablenken oder Ihre Ohren entspannen möchten, schütteln Sie sachte die kleine Kugel abwechselnd in der Nähe beider Ohren. Sie können sich die Kugel auch in die Tasche stecken, dann wird Sie sich sanft melden, wenn Sie sich bewegen.

Atmen Sie richtig

Wie sieht es aus, wenn Sie richtig kräftig durchatmen? Sie pumpen sich auf, halten Ihren Atem fest, ziehen die Schultern hoch und lassen sie mit dem Ausatmen wieder los. Je mehr Sie unter Druck geraten, desto weiter wandern die Schultern in Richtung der Ohren, desto runder wird der obere Teil des Rückens, desto steifer und verkrampfter wird der Nacken. Das Atmen in den Bauch wird Ihnen immer schwerer fallen.

Das »richtige« Atmen ist uns in die Wiege gelegt worden. Doch schon in der Kindheit verändern sich durch Ängste, Enttäuschungen, Verletzungen und verstärktes Leistungsdenken die Körperhaltung und der Atem: Das Kind zieht den Kopf nach vorn oder es zieht ihn ein, der Nacken krümmt sich leicht, die Atmung wandert nach oben.

Richtig atmen. Babys können es noch: Sie atmen aus dem Bauch, sie schreien aus dem Bauch – und werden deshalb auch nicht heiser. Üben Sie richtiges Atmen mit der CD 2, Track 1.

Wie atmet man nun aber richtig? Der Luftwechsel in den Lungen wird über die Atembewegung im Rumpf gesteuert. Das Zwerchfell spielt dabei die wichtigste Rolle, es schließt den Brustraum, in den es sich kuppelartig vorwölbt, gegen den Bauchraum ab. Beim Einatmen in den Rumpfbereich spannt es sich zusammen mit allen Muskeln in der Brustwand. Es flacht ab und senkt sich ein wenig nach unten, drückt die Bauchorgane leicht zusammen, sodass sich die Bauchwand leicht vorwölbt. Beim Ausatmen lässt die Spannung im Zwerchfell nach, es bewegt sich wieder leicht nach oben. Der gedehnte Bauchmuskelschlauch zieht sich elastisch zusammen.

Da das Zwerchfell mit seinen Muskelbändern nicht nur am Brustkorbrand, sondern auch an den unteren Lendenwirbeln ansetzt, ist auch im untersten Bereich der Wirbelsäule die Atembewegung deutlich zu fühlen – vorausgesetzt, wir lassen Schulterbewegungen aus dem Spiel. Das erklärt, warum Haltungsschäden regelrecht »weggeatmet« werden können. Doch nicht nur das: Richtiges Atmen löst und entspannt, gibt innere Ruhe und Kraft.

Probieren Sie die Atemübung auf CD 2, Track 1.

10 Regeln für den Alltag

1. Konzentrieren Sie sich auf das, was Sie gerade tun, und auf nichts anderes. Das heißt, essen Sie, wenn Sie essen, und lesen Sie nicht dabei Zeitung oder sehen Sie fern. Wie antwortete der erfolgreiche Meister, der sein tägliches immenses Arbeitspensum mühelos bewältigte? »Wenn ich stehe, dann stehe ich. Wenn ich gehe, dann gehe ich. Wenn ich laufe, dann laufe ich.« Seine Schüler antworteten: »Aber das tun wir doch auch!« Er antwortete: »Wenn ihr steht, dann geht ihr schon. Wenn ihr geht, dann lauft ihr schon. Wenn ihr lauft, dann denkt ihr schon wieder ans Stehen.«

Die 10 Regeln für den Alltag sind ganz einfach. Es reicht, wenn Sie mit einer beginnen.

2. Legen Sie öfter Pausen ein; sie sorgen dafür, dass sich das Arbeitspensum besser planen lässt. Sie können sich überlegen, was Ihr nächstes Ziel ist, wo und wie Sie beginnen, wie Sie Ihre Route festlegen. Dadurch werden Aufgaben überschaubarer und lassen sich besser bewältigen.

3. Schaffen Sie sich Freiräume. Schotten Sie sich zwischendurch ab. Es ist sinnvoller, Kollegen oder dem eigenen Partner zu signalisieren, dass Sie für eine kurze Zeit wegen konzentrierter Arbeit nicht ansprechbar sind, statt dass Sie nervös und abweisend auf Ihre Umwelt reagieren.

4. Gewöhnen Sie sich an, alles einen Tick langsamer zu machen, bewahren Sie Ruhe. Je mehr Sie zu tun haben, desto hek-

tischer werden Sie. Es besteht nicht nur die Gefahr, dass Sie manche Dinge übersehen, z. B. vergessen, wohin Sie wichtige Papiere gelegt haben – auch die Verletzungsgefahr steigt.

5. Kommen Sie auf den Boden. Vor allem, wenn Sie viel Kopfarbeit leisten müssen, werden Sie merken, dass die Gedanken auch dann weiter arbeiten, wenn sie es eigentlich nicht sollten. Machen Sie sich deshalb zwischendurch Ihre Füße bewusst. Bewegen Sie sie, kreisen Sie aus den Fußgelenken, spreizen und krümmen Sie die Zehen, massieren Sie sich die Fußsohlen. Ziehen Sie, wenn Sie am Computer sitzen, statt der Schuhe dicke Socken an, sodass Sie zwischendurch besser mit Ihren Füßen spielen können.

6. Planen Sie immer genug Zeit ein, damit Sie pünktlich sind. Nichts ist schlimmer, als sich abhetzen zu müssen. Wenn Sie 10 Minuten früher bei Ihrer Verabredung sind, dann genießen Sie diese geschenkte Zeit.

7. Vermeiden Sie zu hohe Ansprüche an sich selbst. Tinnitus-Patienten neigen oft zum Perfektionismus und wollen alles 150 %ig machen. Jeder Mensch hat seine Schwächen und darf Fehler machen. Und wenn eine Aufgabe nicht fertig wird oder nicht so gelingt, wie Sie sich das vorgestellt haben, dann ist es halt so. Es lebt sich leichter mit der Akzeptanz der eigenen Unzulänglichkeiten, dann kann man auch gegenüber den anderen toleranter sein.

8. Machen Sie zwischendurch etwas »Verrücktes«. Spielen Sie Tourist in Ihrer eigenen Stadt, gammeln Sie einen Tag im Bett, gehen Sie in ein Rockkonzert (mit Gehörschutz, versteht sich!), kochen Sie sich etwas Exotisches.

9. Führen Sie Rituale ein. Rituale sind dazu da, in einem bewusst erlebten »Zwischenzustand« von einer Phase in die nächste überzugleiten. Suchen Sie sich Ihr eigenes Ritual. Legen Sie sich z. B. am Abend quer übers Bett und lassen Sie den Tag mit allen Höhen und Tiefen Revue passieren. Dann stellen Sie sich vor, dass Sie Ihren Berufsalltag vor Ihrem inneren Auge in eine Truhe einschließen, den Schlüssel rumdrehen, fertig! Oder Sie drehen sofort mit Ihrem Partner/Ihrer Partnerin eine Runde

und tauschen sich aus, wie Sie den Tag erlebt haben. Oder Sie legen sich 10 Minuten auf einen weichen Teppich, tun einfach gar nichts. Egal, was Sie machen, es sollte Ihnen gut tun.

10. Lernen Sie zu genießen. Selbst die kleinste Banalität des Alltags kann Freude bereiten, wenn man die Sinne dafür öffnet: Freuen Sie sich morgens, wenn es regnet: ein optimaler Tag, um zu arbeiten. Genießen Sie bei einem kleinen Spaziergang im Regen die herrlich frische und kühle Luft. Freuen Sie sich morgens, wenn die Sonne scheint: ein optimaler Tag, um sich an dem Licht zu freuen, das die Sonne auch zeigt, wenn Sie drinnen hocken. Genießen Sie bei einem kleinen Spaziergang am Abend die Stimmung, das Lichtspiel in den Bäumen, das Piepsen der Vögel.

Üben Sie mit der richtigen Frequenz

In Abb. 10 (S. 87–89) sehen Sie, welche Tonlagen in den Tracks der beiden CDs besonders stark vertreten sind. Suchen Sie sich zum Trainieren Ihres Gehörs die Tracks aus, die der Tonlage Ihres Tinnitus und Ihrer Hörminderung entsprechen.

Ihr Tinnitus/Ihre Hörminderung	Das richtige Stück für Sie	CD und Track
Mein Tinnitus ist hoch, meine Hörminderung betrifft den hohen Frequenzbereich.	Vögel im Buchenwald	CD 1, Track 15
	Klangstäbe	CD 1, Track 19
	Fledermaus (bis 107.000 Hz)	CD 1, Track 20
	Haubenlerche	CD 1, Track 21
	Klangschalen	CD 1, Track 32
	Delphine (bis 120.000 Hz)	CD 1, Track 33
	Vogelstimmen	CD 1, Track 34–38
	Stadtpark in Hongkong	CD 1, Track 39
	Waldbach	CD 1, Track 40
	Klangpyramide	CD 2, Track 5
	Gluck: Ballo	CD 2, Track 10

Fortsetzung Abb. 10

Ihr Tinnitus/Ihre Hörminderung	Das richtige Stück für Sie	CD und Track
Mein Tinnitus betrifft den mittleren Frequenzbereich, meine Hörminderung liegt im mittleren Frequenzbereich.	Klangschale (Hauptfrequenzen: 150 Hz und 460 Hz)	CD 1, Track 17
	Klangschale (Hauptfrequenzen: 280 Hz und 830 Hz)	CD 1, Track 18
	Geschüttelte Dosen	CD 1, Track 22
	Kieselsteine	CD 1, Track 24
	Musik auf Steinen	CD 1, Track 25
	Klangschalen	CD 1, Track 32
	Delphine	CD 1, Track 33
	Stadtpark in Hongkong	CD 1, Track 39
	Waldbach	CD 1, Track 40
	»Mysterious Night«	CD 2, Track 3
	»Schweben«	CD 2, Track 4
	Mozart: Horn-Romanze	CD 2, Track 9
Mein Tinnitus ist tief, meine Hörminderung liegt im tiefen Frequenzbereich.	Klangschale (Hauptfrequenzen: 110 Hz, 320 Hz, 640 Hz)	CD 1, Track 16
	Geschüttelte Dosen	CD 1, Track 22
	Regenrohr	CD 1, Track 23
	Musik aus Geräuschen	CD 1, Track 26
	Klangschalen	CD 1, Track 32
	Sanfte Wellen am Abend	CD 1, Track 41
	»Klangwellen«	CD 2, Track 2
	»Mysterious Night«	CD 2, Track 3
	»Schweben«	CD 2, Track 4
	Grieg: erste Begegnung	CD 2, Track 8

Abb. 10: Wenn Sie bei hohem Tinnitus zusätzlich unter Stress stehen, beginnen Sie mit den mittleren oder tiefen Frequenzen und arbeiten sich sehr langsam in den höheren Bereich vor.

Fortsetzung Abb. 10

Ihr Tinnitus/Ihre Hörminderung	Das richtige Stück für Sie	CD und Track
	Regenrohr	CD 1, Track 23
	Klangschalen	CD 1, Track 32
	Delphine (bis 120.000 Hz)	CD 1, Track 33
	Stadtpark in Hongkong	CD 1, Track 39
Für alle Tinnitus-Tonlagen und alle Formen von Hörstörungen geeignet.	Waldbach	CD 1, Track 40
	Sanfte Wellen am Abend	CD 1, Track 41
	»Schweben«	CD 2, Track 4
	»Dreaming spires«	CD 2, Track 6
	Bizet: Duo	CD 2, Track 11
	Händel: Menuett	CD 2, Track 12

Abbildung 11 (nächste Seite) zeigt die Hauptfrequenzen einzelner Instrumente und Gesangsstimmen. Beim Kammerton a^1 sind die 440 Hz angegeben, nach denen die meisten Orchesterinstrumente gestimmt werden. Eine gut ausgebildete Sopranstimme kann Frequenzen von 16.000 Hertz und mehr erreichen.

▦ Tipp

Wählen Sie Instrumente oder Gesang, die der Tonlage Ihres Tinnitus und Ihrer Hörminderung entsprechen. Kaufen Sie sich Ihre Lieblingsmusik, die mit den hier angegebenen Instrumenten oder Gesangsstimmen eingespielt wurde.

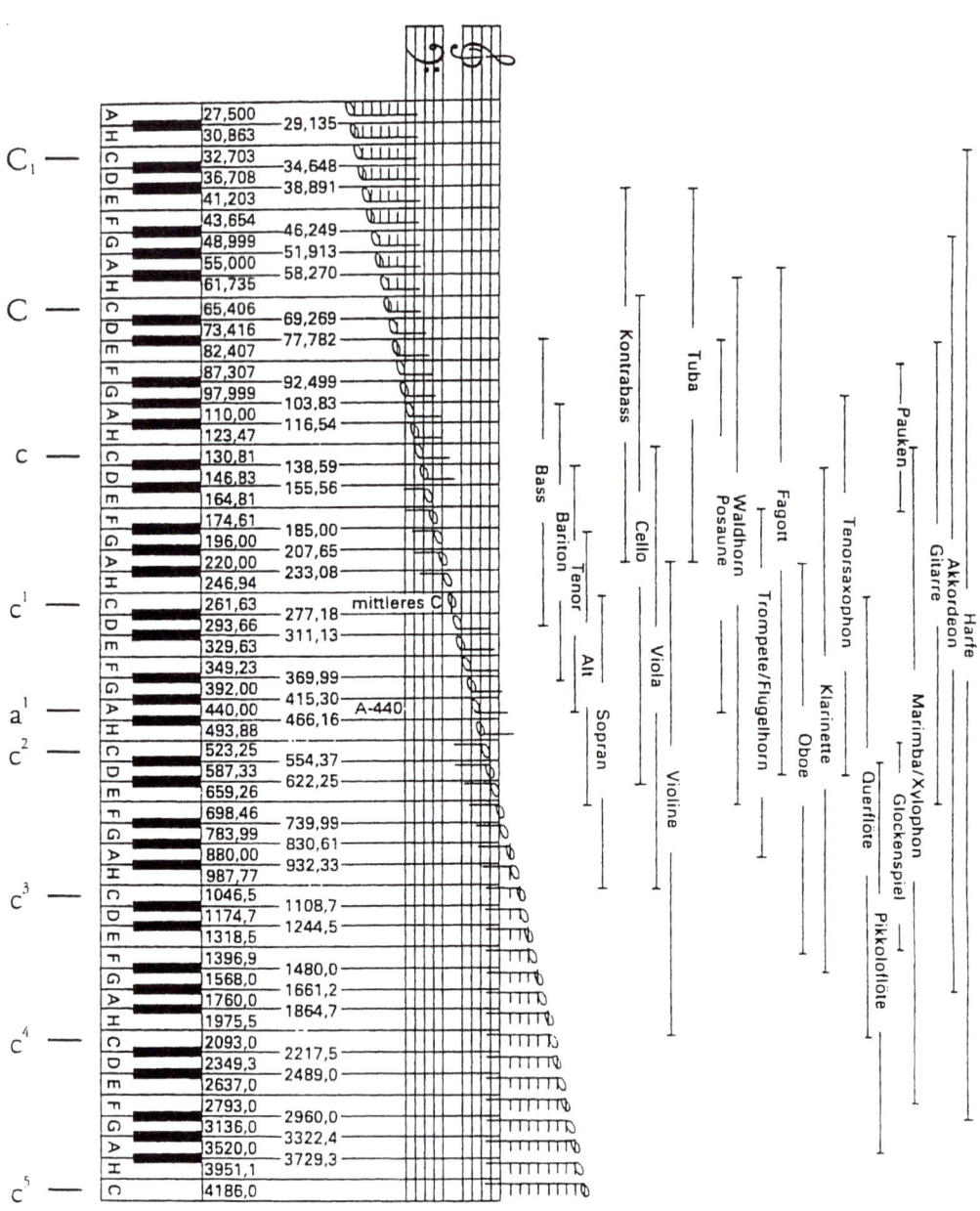

Abb. 11: Die Frequenzen von Tönen, Instrumenten und Gesangsstimmen.

Ihr persönliches
Selbsthilfeprogramm in 7 Schritten

1. Schritt: Ihre Lebensqualität.
Auswertung und Selbsthilfemaßnahmen

Unter Ihren Kreuzchen zu den einzelnen Fragen des LQ-Tests finden Sie Zahlen, die Sie jetzt gemäß der Skala in die Auswertung übertragen. Setzen Sie einen Punkt in das Kästchen, das infrage kommt, und verbinden Sie die einzelnen Punkte miteinander. Hier ein Beispiel aus dem Teil eines LQ-Tests einer 34-jährigen Tinnitus-Patientin:

	1 sehr wenig/sehr selten	2	3	4	5	6	7	8	9 sehr stark/sehr häufig
18. Sind Sie mit Ihrem Beruf zufrieden?	1	2	3	4	5	6	7	8	9
19. Macht Ihnen Druck in der Arbeit etwas aus?	9	8	7	6	5	4	3	2	1
20. Sind Sie zufrieden mit Ihren sozialen Beziehungen?	1	2	3	4	5	6	7	8	9
– in Ihrer Partnerschaft?	1	2	3	4	5	6	7	8	9
21. Haben Sie genug Zeit für Freunde und Familie?	1	2	3	4	5	6	8	8	7
22. Gehen Sie Konflikten eher aus dem Weg?	4	8	9	7	5	6	3	2	1
23. Fühlen Sie sich oft allein gelassen oder einsam?	9	8	7	6	5	4	3	2	1
24. Fühlen Sie sich von anderen Menschen fremdbestimmt?	9	8	7	6	5	4	3	2	1
25. Können Sie Ihr Leben genießen?	1	2	3	4	5	6	7	8	9
26. Sind Sie zufrieden mit Ihrem Leben?	1	2	3	4	5	6	7	8	9
27. Können Sie einen Sinn in Ihrem Leben erkennen?	1	2	3	4	5	6	7	8	9
	1	2	3	4	5	6	7	8	9

Die Zahlen wurden als Punkte in den betreffenden Kästchen markiert und miteinander verbunden:

	1	2	3	4	5	6	7	8	9	
Arbeitssituation				○						18. Berufliche Zufriedenheit
	○									19. Stressbelastung
Soziale/zwischen-menschliche Beziehungen						○				20 a. Soziale Beziehungen allg.
						○				20 b. Soziale Beziehungen priv.
				○						21. Freizeitverhalten
		○								22.Konfliktfähigkeit/Aggressionsverh.
						○				23. Kontaktfähigkeit
						○				24. Autonomieverhalten
Lebensqualität					○					25. Genussfähigkeit
					○					26. Zufriedenheit
				○						27. Sinnerfüllung
	1	2	3	4	5	6	7	8	9	

Es entsteht eine Kurve, die auf einen Blick anzeigt, wo die Stärken und Schwächen der Testperson liegen. Die Werte von 1 bis 3 zeigen schlechte Ergebnisse an, die Werte von 4 bis 6 mittlere Ergebnisse, die Werte von 7 bis 9 gute Ergebnisse. Je mehr sich die Kurve also nach links von der Mittellinie (bei Wert 5) verschiebt, desto schlechter; je mehr sie sich nach rechts verschiebt, desto besser.

Zu dem gewählten Beispiel: Die Arbeitssituation der Patientin ist nicht optimal, sie sollte sich fragen, was sie in ihrer Arbeit ändern kann. Die sozialen Beziehungen sind im Großen und Ganzen intakt, es gibt nur zwei Bereiche, an denen sie noch arbeiten kann: ihr Freizeitverhalten und ihre Konfliktfähigkeit. Offenbar hat sie Mühe, sich durchzusetzen. Da sie sich mit ihrem Partner und ihren Freunden gut versteht, könnte sie ihre Probleme auch in diesem Kreis ansprechen und ausdiskutieren. Ihre Lebensqualität (Punkt 25 bis 27) könnte besser sein, diese Werte sind jedoch abhängig von allen anderen Bereichen des Tests. Wenn die Patientin ihr Arbeitsverhalten (und vielleicht auch noch andere Mankos) ändert, wird sich das unmittelbar auf die Lebensqualität auswirken.

Machen Sie es jetzt genauso. Nehmen Sie sich Ihre Auswertung zur Hand und übertragen Sie sie in die Tabelle, kopieren Sie aber unbedingt die Auswertung, bevor Sie sie ausfüllen. Denken Sie daran, dass dieser Test subjektiv ist, das heißt, er vermittelt die Werte so, wie Sie sich selbst sehen. Und das kann auch dazu führen, dass Sie z. B. nicht erkennen, dass Sie überreizt sind (Frage 13). Sie sehen das Problem vielleicht eher bei Ihrer Umgebung: Die Kollegen stellen die Fragen immer so umständlich, die Besprechungen werden vom Chef zu sehr in die Länge gezogen, Ihre Kinder sind so laut und nerven mit ihren ständigen Fragen, die Autofahrer fahren heute wieder so verrückt usw. Wenn Sie es ganz genau wissen wollen, dann geben Sie diesen Test auch Ihrem Partner, der eintragen soll, wie er Sie sieht. So erhalten Sie neben Ihrem eigenen Selbstbild auch ein Fremdbild über sich selbst.

Meine Lebensqualität am …

	1	2	3	4	5	6	7	8	9	
Körperliches Wohlbefinden										1. Erschöpfung/Ermüdung
										2. Schlafqualität
										3. Körperliche Selbstwahrnehmung
Seelisches Wohlbefinden										4. Seelische Selbstwahrnehmung
										5a. Melancholien
										5b. Ängste
										5c. Gefühlsschwankungen
										5d. Zwänge
										6. Gefühlszugang
										7. Selbstbewusstsein
										8. Zeitprobleme
										9. Anspruchshaltung
										10. Durchsetzungskraft
										11. Konzentrationsfähigkeit
Stressbewältigung										12. Persönliche Rückzugsmöglichkeit
										13. Überreizung
										14. Arbeitsverhalten
										15. Ruhebedürfnis
										16. Abgrenzungsfähigkeit
										17. Entspannungsfähigkeit
Arbeitssituation										18. Berufliche Zufriedenheit
										19. Stressbelastung
Soziale/ zwischenmenschliche Beziehungen										20a. Soziale Beziehungen allg.
										20b. Soziale Beziehungen priv.
										21. Freizeitverhalten
										22. Konfliktfähigkeit/Aggressionsverh.
										23. Kontaktfähigkeit
										24. Autonomieverhalten
Lebensqualität										25. Genussfähigkeit
										26. Zufriedenheit
										27. Sinnerfüllung
	1	2	3	4	5	6	7	8	9	

Sollten Ihre Werte insgesamt sehr schlecht sein, überlegen Sie sich, ob Sie sich therapeutische Hilfe suchen. Nun zu den einzelnen Bereichen:

● **Körperliches Wohlbefinden:** Durch das Ohrgeräusch sind viele Betroffene so beeinträchtigt, dass Sie Schlafstörungen entwickeln – das führt zu Erschöpfungszuständen. Das Gefühl für die eigene körperliche Wahrnehmung fehlt vielen Tinnitus-Betroffenen. Vor allem während der Entspannungsübungen zeigt sich, dass sie körperlichen Empfindungen, wie z. B. Wärmegefühl oder Kribbeln, misstrauen.

Was Sie tun können:
- Stellen Sie sich die Frage, ob Schlafprobleme und Erschöpfungs-/ Ermüdungserscheinungen nicht schon vor dem Tinnitus bestanden. Dann sollten Sie unbedingt Ihre allgemeine Lebenssituation überdenken und unter Umständen beim Arzt Labortests machen. Begannen diese Probleme mit dem Tinnitus, dann probieren Sie das auditive Schlaftraining (S. 81).
- Die Körperwahrnehmung und das allgemeine Wohlbefinden lassen sich durch die auditiv-sensorische Grundübung verbessern. Wenn Sie die Übungen öfter machen, können Sie spüren, wie Sie aufmerksamer für Ihre eigenen Empfindungen werden.

Körperliches Wohlbefinden: Vielen Tinnitus-Patienten ist nicht bewusst, wie wenig Körpergefühl sie haben. Auch die Fähigkeit, der eigenen Wahrnehmung zu trauen, fehlt vielen.

● **Seelisches Wohlbefinden:** Das seelische Wohlbefinden setzt sich aus vielen Faktoren zusammen, die in diesem Test nicht alle berücksichtigt werden können. Immer wieder interessiert aber Psychologen und Therapeuten, ob ein Tinnitus-Patient etwas mit seinen Leidensgenossen gemeinsam hat. Sind Ohrgeräusche bestimmten Verhaltensweisen oder Charaktereigenschaften zuzuordnen? Untersuchungen zeigten bisher, dass es für den Patienten kein bestimmtes Persönlichkeitsprofil gibt. Es scheint, wie bei anderen psychosomatischen Krankheiten auch, beim Tinnitus nie nur eine spezifische (z. B. psychische) Konstellation zu einer somatischen Symptomatik zu führen. Es konnte aber festgestellt werden, dass Hörsturz- und Tinnitus-Patienten eher introvertiert und leicht störbar sind. Sie werden

Seelisches Wohlbefinden: Die Frage, ob man gut Gefühle zulassen und äußern könne, kann auch Widerstände hervorrufen. So ist so mancher Tinnitus-Betroffene der Meinung, dass seine Gefühle niemanden etwas angehen. Wichtig ist aber, dass er seine Gefühle und Bedürfnisse überhaupt erst mal selbst wahrnimmt.

aus der Bahn geworfen, wenn unerwartete oder unerwünschte akustische Signale sie aus dem eigenen Rhythmus reißen.

Was Sie tun können:

- Psychische Störungen bei Patienten mit chronischem Tinnitus sind sehr verbreitet. Wenn Sie unter schweren seelischen Problemen, wie Depressionen, Ängsten, Zwängen o. Ä. leiden, sollten Sie sich sofort in ärztliche Behandlung begeben.
- Kompetente Hilfe bei einem Therapeuten sollten Sie suchen, wenn Ihre seelische Selbstwahrnehmung, der Zugang zu Ihren Gefühlen und Ihr Selbstbewusstsein mangelhaft ausgeprägt sind.
- Alle anderen Werte im Bereich des seelischen Wohlbefindens lassen sich in Eigeninitiative angehen; wahrscheinlich wissen Sie schon selbst, dass Sie da etwas tun müssen.

● **Stressbewältigung:** Aus psychosomatischer Sicht wird Tinnitus gemeinsam mit Hörsturz als Folge eines hohen Maßes an innerer Belastung, äußerer Anstrengung oder eines Gefühls chronischer subjektiver Überforderung (»Stress«) betrachtet.

Was Sie tun können:

Stressbewältigung: Mit Eigendisziplin lässt sich Dauerstress gut in den Griff kriegen. Besonders wirksam: Atemübungen. Wählen Sie dazu CD 2, Track 1.

- Der LQ-Test zeigt sehr gut an, wo Ihre Chancen liegen, Stressfaktoren abzubauen. Arbeiten Sie an sich, ändern Sie Ihr Verhalten. Halten Sie sich an die 10 Regeln für den Alltag (S. 85).
- Wenden Sie sich Ihrem Atem zu. Lesen Sie alles über das richtige Atmen auf S. 84 und machen Sie die Atemübung mit CD 2, Track 1.
- Führen Sie die Minuten-Entspannung ein (S. 78).

● **Arbeitssituation:** 66 % von 132 befragten Akut-Patienten der HNO-Klinik Dr. Gaertner gaben an, dass sie stark bis sehr stark unter beruflicher Belastung litten. Weitere Befragungen zu dieser Thematik stehen noch aus, aber es scheint, dass das Berufsleben für viele Tinnitus-Betroffene ein Problem darstellt.

Was Sie tun können:

- In der heutigen Zeit kann man nicht einfach die Stelle wechseln. Dennoch gibt es Möglichkeiten, etwas zu unternehmen. In vielen Fällen gaben die Patienten aus der oben erwähnten Befragung an, dass Sie zu viel Arbeit hätten, weil zu wenig Leute eingestellt würden. Wer beruflich sehr unter Druck ist, muss unbedingt für ein Ventil sorgen, denn es wird kaum möglich sein, einfach die Arbeit zu verweigern. Wie könnte ein solches Ventil aussehen? Wiederum kommt hier die Minuten-Entspannung infrage, aber auch genügend Ausgleich im privaten Bereich ist wichtig.

Arbeitssituation: Versuchen Sie, auch bei Unzufriedenheit einen Gewinn aus Ihrer Arbeit zu ziehen.

• Führen Sie zusätzlich ein Ritual ein, dass Sie jetzt täglich ausführen. Lesen Sie dazu Regel 9 der 10 Regeln für den Alltag (S. 86).

● **Soziale/zwischenmenschliche Beziehungen:** Hier zeigt sich, wie Sie Ihr Leben außerhalb Ihres Berufs gestalten und ob Ihnen Freunde oder Partner etwas bedeuten bzw. ob Sie sich unterstützt fühlen.

Zwischenmenschliche/ soziale Beziehungen: Ziehen Sie sich nicht zurück, wenn Sie mit Ihrem Tinnitus nicht verstanden werden. Nehmen Sie alles wahr, was Ihnen Freunde und Bekannte jetzt bieten können, seien Sie über Ablenkung dankbar!

Was Sie tun können:
• Zeigen sich gravierende Mängel in diesem Bereich, dann sollten Sie sich ernsthaft fragen, ob Sie dieses Problem nicht mit kompetenter psychotherapeutischer Hilfe angehen wollen. Wir sollten es fertig bringen, so zu leben, dass wir uns und die anderen sich mit uns wohl fühlen.

● **Lebensqualität:** Die letzten drei Werte aus dem Test hängen von allen anderen Werten ab. Dennoch kann es vorkommen, dass der Gesamttest gute Werte zeigt mit Ausnahme dieser drei, z. B. dann, wenn ein Familienmitglied schwer erkrankt ist. Das ist aber auch ein Hinweis darauf, dass Sie sich vielleicht in einem solchen Fall von professioneller Pflege unterstützen lassen sollten. Es gibt fast immer Mittel und Wege, um zu einem ausgeglichenen und erfüllten Leben zu finden.

Ihre allgemeine Lebensqualität: Fühlen Sie sich frei in Ihrem Handeln und Tun, nehmen Sie Ihr Leben trotz Tinnitus in die Hand.

Was Sie tun können:
• Tragen Sie hier Ihre Vorsätze ein, die Ihre Leben verändern können.

Mein persönliches Programm zur Verbesserung meiner Lebensqualität:

_____

_____

_____

_____

_____

_____

_____

_____

_____

_____

_____

_____

_____

_____

_____

_____

_____

_____

_____

_____

_____

2. Schritt: Ihre Tinnitus-Belastung. Auswertung und Selbsthilfemaßnahmen

Die Zahlen unter den Kreuzchen werden gemäß der Skala in die Auswertung übertragen, die einzelnen Punkte werden miteinander verbunden. Hier wieder ein Beispiel:

	1 sehr wenig/sehr selten	2	3	4	5	6	7	8	9 sehr stark/sehr häufig
Subjektive Lautheit	9	8	7	6	5	4	3	✗	1
Belastung	9	8	7	6	5	4	3	✗	1
Beständigkeit	9	8	7	6	5	4	3	✗	1
Fixierung auf den Tinnitus	9	8	7	6	5	✗	3	2	1
Schlafstörungen	9	8	7	6	5	4	✗	2	1

Die Übertragung in die Auswertung:

	1	2	3	4	5	6	7	8	9
Subjektive Lautheit		○							
Belastung		○							
Beständigkeit		○							
Fixierung auf den Tinnitus				○					
Schlafstörungen		○							

Diese Werte liegen alle im negativen Bereich.

Markieren auch Sie jetzt Ihre Ergebnisse in der Auswertung und verbinden Sie die einzelnen Punkte, bis sie eine kurvenähnliche Grafik erhalten. Denken Sie wieder daran, die Auswertung zu kopieren, bevor Sie sie ausfüllen. Die Kurve zeigt auf einen Blick, wie es mit Ihrer Belastung durch den Tinnitus aussieht. 1 bis 3 sind schlechte Werte, 4 bis 6 mittlere, 7 bis 9 gute Werte. Je mehr sich die Kurve also nach links von der Mittellinie (bei Wert 5) verschiebt, desto schlechter, je mehr sie sich nach rechts verschiebt, desto besser.

Auswertung meiner Tinnitus-Belastung am _____

	1	2	3	4	5	6	7	8	9
Subjektive Lautheit									
Belastung									
Beständigkeit									
Fixierung auf den Tinnitus									
Schlafstörungen									
Probleme bei der Unterscheidung von Tinnitus und Geräusch									
Kommunikations- oder allgemeine Hörprobleme									
Überempfindlichkeit beim Hören									
Reduzierter Musikgenuss									

Schauen Sie sich jetzt Ihre Kurve an und erschrecken Sie nicht, wenn der Tinnitus-Belastungstest zunächst schlecht ausfällt; schließlich muss jeder Tinnitus-Betroffene erst lernen, mit seinem Leiden umzugehen. Ist aber Ihr Leidensdruck extrem hoch, suchen Sie am besten professionelle Hilfe auf. Liegen Ihre Werte im mittleren Bereich, ist Ihre Belastung zum Glück nicht so hoch. Sie haben gute Chancen, Ihren Tinnitus vollkommen in den Griff zu bekommen. Nun zu den einzelnen Bereichen:

● **Subjektive Lautheit:** Vielen Tinnitus-Patienten scheint der Tinnitus sehr laut zu klingen, und häufig stellt sich die Sorge ein, dass er noch lauter werden könnte. Das Lautheitsempfinden ist von Person zu Person unterschiedlich. Wenn Patienten den Eindruck haben, ihr Tinnitus sei von unerträglicher Lautheit und überdecke sogar die Sprachlaute im Gespräch, so stellt sich meist durch einen Vergleich mit Schallsignalen eines ähnlichen Frequenzspektrums heraus, dass die Lautstärke im Bereich von 3 bis 15 dB liegt, was einer sehr geringen Lautheit entspricht (z. B. Blätterrauschen oder dem Summen einer Mücke). Die Gefahr, dass ein Tinnitus lauter wird, konnte aus wissenschaftlicher Sicht bisher nicht bestätigt werden.

Subjektive Lautheit: Nehmen Sie den Tinnitus in seiner Lautstärke einfach so hin, wie er sich gibt. Entwickeln Sie keine Widerstände, denn dann spannen Sie sich an und der Tinnitus wird noch lauter.

Was Sie tun können:
- Verabschieden Sie sich von Ihrer Angst und den Befürchtungen, dass der Tinnitus lauter werden könnte. Er wird schwanken und subjektiv mal leiser, mal lauter erscheinen. Erinnern Sie sich dann daran, wenn er Sie mal wieder besonders durchdringend quält, dass Sie ihn auch schon leiser erlebt haben.

● **Belastung:** Wenn der Tinnitus Sie nicht belasten würde, hätten Sie sicher nicht dieses Buch gekauft. Es ist aber wichtig zu erkennen, wie stark die Belastung eigentlich ist und ob Sie die Belastung nicht vielleicht dadurch fördern, dass Sie ständig versuchen, »gegen den Tinnitus anzugehen«.

Was Sie tun können:
- Der LQ-Test soll Ihnen helfen, Ihr Leben besser in den Griff zu bekommen. Hier finden Sie Hinweise darauf, welche Elemente Sie unabhängig vom Tinnitus belasten. Arbeiten Sie an sich selbst und an Ihrem Verhalten.

Belastung: Meiden Sie Stress, Lärm, Nikotin, Alkohol; diese Faktoren verstärken den Tinnitus.

- Denken Sie daran, dass Tinnitus nicht als Krankheit betrachtet wird, sondern als Symptom. Erst die vielen Begleiterscheinungen, die im Zusammenhang mit dem Tinnitus auftreten können, machen ihn zur Krankheit.

● **Beständigkeit:** Fast alle Tinnitus-Patienten haben den Eindruck, ihr Tinnitus sei immer da, auch wenn sie ihn nicht immer wahrnehmen. Tatsächlich wird ein Ohrgeräusch durch Alltagsgeräusche überdeckt und deshalb abends im Bett, wenn alles still ist, stärker wahrnehmbar. Das soll aber nicht bedeuten, dass Sie sich permanent mit Geräuschen umgeben, damit Sie keinen Tinnitus mehr hören – das wäre der falsche Weg.

Was Sie tun können:

Beständigkeit: Auch wenn's schwer fällt, gewöhnen Sie sich an den Tinnitus in der Stille und achten Sie auf die Geräusche und Klänge der Stille, die immer vorhanden sind.

- Halten Sie sich zurück mit Hintergrundmusik aus dem Radio, auch wenn die Verführung groß ist. Versuchen Sie, Musik nur dann einzusetzen, wenn Sie auch bereit sind, sich ihr zu widmen. Geräusche und Klänge werden Ihnen – auch ohne dass Sie etwas dazu tun müssen – reichlich angeboten, und Sie wollen ja erreichen, dass der Tinnitus auch in der Stille erträglich wird.

● **Fixierung auf den Tinnitus:** Fixierung und Beständigkeit liegen nahe nebeneinander. Für viele Betroffene ist es fast schon ein Zwang geworden, immer wieder auf ihren Tinnitus zu achten: Wie laut empfinde ich ihn heute? Wie hoch oder tief ist er? Ist er immer noch links? Mit der Fixierung auf den Tinnitus ist es ein wenig wie mit dem Skilangläufer, der sich nur auf der gespurten Loipe bewegt. Sie ist eingefahren, er fixiert sich darauf und wird diese Spur kaum verlassen, denn hier fühlt er sich sicher. Nun fühlen Sie sich natürlich nicht gut bei der Fixierung auf den Tinnitus, aber es ist eine Spur, die Sie hartnäckig verfolgt haben und die Sie jetzt nur schwer verlassen können.

Fixierung: Ohrgeräusche sind »unwichtige« Sinneseindrücke, die normalerweise ausgeblendet werden. Sie sind es nicht wert, dass sie so viel Aufmerksamkeit bekommen.

Was Sie tun können:

- Hören ist ein aktiver Vorgang, die Verarbeitung von Melodien und Musik erfordert vom menschlichen Gehirn eine aktive geistige Leistung, so kann »eine neue Hörspur« gelegt werden. Üben Sie die auditive Umprogrammierung (S. 82).
- Stecken Sie sich Ihre akustische Medizin ein (S. 83).

● **Schlafstörungen:** Der Tinnitus wird besonders dann penetrant, wenn die übrigen Sinneswahrnehmungen zur Ruhe kommen – zum Beispiel in der Entspannung oder beim Übergang zum Schlaf. Er wirkt dann wie ein dauernder Weckreiz und kann das Einschlafen verhindern oder verzögern.

Was Sie tun können:

- Das Problem der Schlafqualität wurde bereits beim LQ-Test angesprochen. Versuchen Sie es mit dem auditiven Schlaftraining (S. 81), denken Sie aber daran: Es muss regelmäßig durchgeführt werden, wenn es wirken soll.

- Bei vielen Tinnitus-Patienten verbergen sich hinter den Schlafstörungen auch Depressionen oder Angstzustände. Der Tinnitus wird dabei oft zu einem Sündenbock, der die bestehenden Probleme erklären soll. Gravierende Schlafstörungen können im Rahmen einer Psychotherapie behandelt werden. Neben Schlafritualen wird hier das wichtigste Wissen über den gesunden Schlaf vermittelt und eine Abgleichung mit dem vom Patienten vorgetragenen Verhalten vorgenommen.

Schlafstörungen: Sie stehen bei den Tinnitus-Patienten als Begleiterscheinungen an erster Stelle. Wenn Sie sehr schlechte Werte haben, fragen Sie sich, ob das Schlafproblem nicht vielleicht schon vorher bestand.

● **Probleme bei der Unterscheidung von Tinnitus und Geräusch:** Nur selten hat ein Tinnitus-Betroffener Probleme, Außengeräusche vom Tinnitus zu unterscheiden. Wenn das doch der Fall sein sollte, so scheint die Belastung durch den Tinnitus und die subjektive Lautstärke sehr stark zu sein. Es könnte aber auch sein, dass eine mittlere bis starke Hörminderung vorliegt, die verhindert, dass Außengeräusche deutlicher sind als der kopfeigene Tinnitus.

Was Sie tun können:

- Lesen Sie die möglichen Maßnahmen zum Problem der Fixierung und Belastung aufmerksam durch. Üben Sie die auditive Umprogrammierung (S. 82).
- Wahrscheinlich leiden Sie in diesem Fall auch unter allgemeinen Konzentrationsstörungen. Es gibt viele Techniken, die helfen, die Konzentration zu verbessern, wie z.B. eine Fremdsprache auffrischen oder neu erlernen, Schach spielen, Golf lernen, Bogenschießen lernen, Denksport-Aufgaben lösen. Überlegen Sie sich etwas und tragen Sie Ihr Vorhaben unter Schritt 3 (S. 105) ein.

Probleme bei der Unterscheidung von Tinnitus und Geräusch: Überprüfen Sie zuerst, ob Sie eine auffallende Hörminderung haben. Sie verstärkt möglicherweise Ihre Ohrgeräusche und vermindert die Außengeräusche.

● **Überempfindlichkeit beim Hören:** Die Hyperakusis ist ein Problem, das unter Tinnitus-Betroffenen weit verbreitet ist. Es wird auf Seite 29 ausführlich angesprochen. Die emotionale Bewertung spielt bei der Hyperakusis eine große Rolle. Ein 23-Jähriger, der ein Rockkonzert mit 140 dB begeistert und ohne Schaden verkraftet, kann sich von der Kreissäge des Nachbarn extrem gestört fühlen.

Was Sie tun können:

Überempfindlichkeit beim Hören: Hyperakusis kann ein Zeichen von Überreizung sein. Es ist bekannt, dass wir laute Musik und hohe Töne besser aushalten, wenn wir entspannt sind. Wer aber »genervt« ist, dem kann schon das leichte Fiepen eines Computers oder einer Halogenlampe zur Qual werden.

- Stellen Sie zuerst fest, ob Ihre Überempfindlichkeit die Form einer Hyperakusis oder eines Recruitments zeigt. Bei Hyperakusis wäre es vollkommen falsch, wenn Sie sich völlig abschotten. Sicher ist es notwendig, im akut gereizten Zustand Ihres Hörorgans vorsichtig mit Geräuschen und lauter Musik umzugehen, doch allmählich sollten Sie sich wieder an den geräuschvollen Alltag gewöhnen. Die Flucht vor Geräuschen verstärkt die Empfindlichkeit Ihres Gehörs. Je mehr Sie sich schonen, desto mehr werden die Filterfunktionen zurückgefahren. Führen Sie das auditive Stressbewältigungstraining durch.
- Konzentrieren Sie sich auf den 2. Baustein des Basistrainings: die Innenohrgymnastik. Beginnen Sie mit einem leisen Lautstärkepegel und steigern Sie sich dann von Woche zu Woche.

Reduzierter Musikgenuss: Berufsmusiker fühlen sich durch den Tinnitus häufig in ihrer Existenz bedroht. Für sie ist es besonders wichtig, alle nur möglichen Strategien zur Selbsthilfe zu entwickeln.

● **Reduzierter Musikgenuss:** Nur wenig Betroffene sind nicht mehr in der Lage, Musik zu hören. Hat jemand allerdings damit Probleme, so kann es damit zusammenhängen, dass ihn aufgrund großer Belastung im Augenblick alles nur noch nervt oder weil er als Musikliebhaber entsprechend anspruchsvoll ist und jetzt eine veränderte Hörwahrnehmung hat. Das ist häufig bei Berufsmusikern der Fall – hinzu kommt bei ihnen die Angst, dass Musik den Tinnitus vielleicht verstärken könnte.

Was Sie tun können:

- In beiden Fällen ist es besser, sich mit Musik zunächst zurückzuhalten. Wenn aber ein Berufsmusiker mehr darunter leidet, dass er nicht mehr singen oder spielen darf, als unter seinem Tinnitus, sollte er selbstverständlich seiner Wahrnehmung und seinen Gefühlen trauen. Schließlich hat er sein Instrument gewählt, weil er es liebt. Es wird ihm deshalb bei genügender Selbstwahrnehmung kaum schaden.

3. Schritt: Ihre eigenen Strategien gegen den Tinnitus

Datum: ....   Das möchte ich jetzt ausprobieren:

_____

_____

_____

Datum: ....   Das hat mir gut getan:

_____

_____

_____

Datum: ....   Das möchte ich jetzt ausprobieren:

_____

_____

_____

Datum: ....   Das hat mir gut getan:

_____

_____

_____

Datum: ....   Dabei bleibe ich jetzt:

_____

_____

_____

4. Schritt: Ihre Hörminderung/Ihr Gehör. Auswertung und Selbsthilfemaßnahmen

Selbstverständlich spielen Alter und Verfassung, sogar die Tagesverfassung bei jedem Hörtest eine Rolle. Wenn Sie in Eile bei Ihrem Akustiker einen Test machen lassen, wird er mit Sicherheit schlechter ausfallen, als wenn Sie in Ruhe kommen und in Ruhe gehen können. Das gilt auch für diesen Test. Hinzu kommt, dass mit zunehmendem Alter das Gehör nachlässt. Wenn Sie z.B. über sechzig Jahre alt sind und unter einer mittleren Hörminderung leiden, dann ist das für diese Altersgruppe heutzutage fast normal. Dennoch sollte berücksichtigt werden, dass die zunehmende Hörminderung ein Phänomen ist, das fast nur in Industrieländern vorkommt. Menschen, die heute noch in freier Natur fernab vom Alltagsstress leben, haben sehr selten Hörprobleme, und ihre »Altersschwerhörigkeit« würde nach unseren Maßstäben einer leichten Hörminderung entsprechen.

Tragen Sie hier Ihre Gesamtpunktzahl des Hörtests ein.

Meine Gesamtpunktzahl: ....

0 Punkte: Gratulation, Sie haben ein sehr gutes Gehör! Hörminderung: keine (0–15 dB).

1–14 Punkte: Sie können mit Ihrem Gehör zufrieden sein, wenn es auch nicht ganz hundertprozentig ist. Hörminderung: leicht (15–40 dB).

15–25 Punkte: Sie leiden unter einer mittleren Hörminderung. Sie sollten möglichst bald etwas dagegen unternehmen. Hörminderung: mittel (40–65 dB).

26–40 Punkte: Sie leiden unter einem starken Hörverlust. Sie sollten sofort etwas dagegen tun. Hörminderung: stark (65 bis 95 dB).

Über 41 Punkte: Ihr Gehör ist sehr schlecht. Sie hätten längst etwas unternehmen sollen. Fast jede Fehlhörigkeit kann korrigiert werden, wenn sie frühzeitig erkannt wird. Hörminderung: fast oder ganz vollständig (95 dB +).

Was Sie tun können:

- Vergleichen Sie Ihr Audiogramm mit der Auswertung Ihres Hörtests. Stimmt es damit überein? Oder weichen die Ergebnisse sehr stark von Ihrem Audiogramm ab? Wenn Sie sich nicht sicher sind, lassen Sie sich von Ihrem HNO-Arzt oder einem Hörgeräteakustiker dazu aufklären.
- Üben Sie mit den Frequenztabellen (S. 87–90).
- Entscheidend ist – wenn Sie eine Hörminderung haben –, wie stark Sie beeinträchtigt sind. Es gibt Menschen, die eine mittlere Hörminderung haben und dennoch kaum etwas davon bemerken, weil sie ihr Hörproblem durch Ablesen der Lippen oder Nachfragen kompensieren. Andere mit einer leichten Hörminderung fühlen sich durch ihr Hörproblem extrem eingeschränkt. Ein Hörgerät sollte bei der mittleren Hörminderung in Erwägung gezogen werden, auch bei der leichten Hörminderung (30–40 dB) kann es helfen, um Außengeräusche wieder besser wahrzunehmen und damit von der Tinnitus-Fixierung wegzukommen. Sprechen Sie mit Ihrem Arzt darüber.

Ihre Hörminderung: Bedenken Sie, dass dieser Test nicht eine Untersuchung bei Ihrem HNO-Arzt ersetzen kann. Wenden Sie sich bei allen offenen Fragen an Ihren Arzt.

5. Schritt: Ihr auditiver Stress-Test. Auswertung und Selbsthilfemaßnahmen.

Tragen Sie hier Ihre Gesamtpunktzahl des auditiven Stresstests ein.

Meine Gesamtpunktzahl: ....

0–10 Punkte: Sie können sehr zufrieden sein, Ihre auditive Konzentrationsfähigkeit ist gut, die Filtermechanismen in Ihrem Ohr scheinen intakt zu sein.

11–27 Punkte: Sie haben sicher schon gemerkt, dass Sie auf bestimmte Klänge oder Geräusche abwehrend reagieren. Fragen Sie sich, ob das etwas mit Ihrer Lebensführung zu tun haben könnte.

28–45 Punkte: Ihr Gehör steht ziemlich unter Stress. Auch Ihre Konzentrationsfähigkeit wird vermutlich darunter leiden. Klären Sie Hörminderungen ab und arbeiten Sie an Ihrer Stressbewältigung.

46 Punkte und mehr: Sie stehen unter Hochdruck. Das wirkt sich nicht nur auf die Ohren, sondern auch auf den Körper aus. Klären Sie Hörminderungen ab und unternehmen Sie sofort etwas gegen Ihren Dauerstress.

Was Sie tun können:

Ihr Hörstress. Lassen Sie bei einem schlechten Ergebnis nochmals von Ihrem HNO-Arzt überprüfen, ob Sie unter Hyperakusis, Recruitment oder einfach einer Angst vor Geräuschen und Klängen leiden (Phonophobie).

- Wenn Ihnen ein Geräusch oder ein Klang aus dem Test besonders gut getan hat, merken Sie sich das. Überspielen Sie den Track bis zu drei Mal in Folge und setzen Sie davor die Anleitung zur Tiefenentspannung. So haben Sie eine komplette sehr individuelle Hörübung.
- Bei Hyperakusis wäre es jetzt falsch, mit aller Macht gegen Ihre Hörempfindlichkeit vorzugehen, denn diese muss in kleinen Schritten abgebaut werden (siehe Selbsthilfeprogramm Schritt 2, S. 103). Zuallererst müssen Sie etwas gegen Ihren Stress tun. Bauen Sie die Minuten-Entspannung in Ihren Alltag ein, gönnen Sie sich öfter eine Auszeit. Überlegen Sie sich gezielte Maßnahmen, wie Sie stressfördernde Faktoren abbauen können.
- Führen Sie das auditive Stressbewältigungstraining durch.
- Achten Sie bei Tätigkeiten, die Sie gerne unternehmen (Sport, Heimwerken, Kochen o.Ä.), auf Geräusche, die zwar hell und scharf sind, die Sie aber als angenehm empfinden, weil Sie ja mit Ihrer Lieblingsbeschäftigung verbunden sind. Lassen Sie also Ihre Ohren an angenehmen Tätigkeiten teilhaben.
- Vermeiden Sie ablenkende Störsignale. Alle Signale, die verarbeitet werden müssen, belasten die Gehirninfrastruktur und verbrauchen so Rechenkapazität. Das heißt, ablenkende Störungen während des Lernens oder während des Arbeitens wie z.B. Musik oder auditive Informationen sollten ausgeschaltet werden.
- Halten Sie sich an die 10 Regeln für den Alltag (S. 85).

Auflösung der Höraufgaben zum selektiven Hören

a) »Jetzt kommt die Sonne«, CD 1, Track 12, ab Sekunde 34 von links.

b) »96 32«, CD 1, Track 13, ab Sekunde 16 von rechts.

c) »Was wollte ich jetzt sagen? Ach ja...«, CD 1, Track 14, ab Sekunde 31 von rechts.

6. Schritt: Ihre Tinnitus-Merkmale. Auswertung und Selbsthilfemaßnahmen

Stellen Sie zunächst fest, ob Ihre Hörminderung mit den Merkmalen des Tinnitus übereinstimmt. Bei großen Abweichungen (z. B. eine mittlere Hörminderung links im hohen Frequenzbereich und einen tiefen Tinnitus rechts) wenden Sie sich unbedingt an Ihren Arzt. Nun zu den einzelnen Merkmalen:

Lokalisation

Warum es so wichtig ist, zu wissen, welches Ohr betroffen ist, liegt auf der Hand: 1. Der Tinnitus ist meist auf dem Ohr zu hören, das auch die Hörminderung aufweist. 2. Sie können dann speziell mit diesem Ohr mehr und vor allem gezielter trainieren.

In der Regel sind beim Musikhören viele Teile des Gehirns beteiligt, rechte und linke Hirnhälfte stehen dabei ständig in Verbindung. Dennoch werden gewisse Hörreize von den beiden Ohren unterschiedlich verarbeitet. Der größte Teil der Hörbahn vom Hörorgan zum Gehirn erreicht die kontralaterale Hirnhälfte – also die Hirnhälfte, die dem Ohr gegenüberliegt. Verbale Informationen werden z. B. vorwiegend von der linken Hirnhälfte verarbeitet, die in Verbindung mit dem rechten Ohr steht. Fürs Telefonieren bedeutet das: Wenn Sie rechts telefonieren, liegt der Schwerpunkt des Hörens auf der verbalen Information, wenn Sie mit dem linken Ohr telefonieren, nehmen Sie stärker den Klang der Stimme und damit auch die Verfassung des anderen wahr.

● Mein Tinnitus ist links

Was Sie tun können:
- Achten Sie auf Ihre Telefongewohnheiten: Telefonieren Sie meist mit dem linken Ohr, dann sollten Sie jetzt auch mal wechseln.
- Trainieren Sie das »globale Hören«, das heißt, suchen Sie sich ein Musikstück aus, das Ihnen besonders gut gefällt, setzen Sie sich entspannt hin und genießen Sie es einfach, indem

Lokalisation: Der Tinnitus auf dem linken Ohr ist am weitesten verbreitet.

Sie mitempfinden. Bei der globalen Verarbeitung von Klängen wird die rechte Gehirnhälfte angesprochen, die zum linken Ohr eine enge Verbindung hat.

- Erinnern Sie sich an einen Schlager, den Sie besonders mochten? Dann summen Sie ihn zwischendurch, das lenkt Sie vom Tinnitus ab, bringt den Kopf auf angenehme Weise ins Schwingen, und wieder haben Sie den Effekt eines speziellen Trainings der rechten Hirnhälfte: Für Melodien ist das linke Ohr zuständig, es ist das überlegene, weil es der rechten Hirnhälfte gegenüberliegt, die für die Verarbeitung musikalischer Informationen zuständig ist.

- Wenn Sie ein Instrument spielen können, dann ist jetzt der richtige Zeitpunkt gekommen, um wieder damit anzufangen, denn auch die musikalische Umsetzung von Zeichen (Noten) in Musik wird von der rechten Hirnhälfte mit der Verbindung zum linken Ohr schwerpunktmäßig gesteuert.

● Mein Tinnitus ist rechts

Was Sie tun können:

Lokalisation: Überprüfen Sie Ihre Telefongewohnheiten. Wechseln Sie zwischendurch den Hörer von einem Ohr aufs andere.

- Setzen Sie sich mindestens ein Mal in der Woche in ein Café und üben Sie konsequent und gezielt, Wortfetzen oder Sätze an den Nachbartischen zu verstehen, die Sie sich heraus-picken. Verbale Reize werden mehr mit dem rechten als mit dem linken Ohr wahrgenommen, wie schon oben beschrieben.

- Wählen Sie sich eines Ihrer Lieblingsstücke, das ruhig etwas anregend sein darf. Achten Sie auf den Rhythmus und versuchen Sie mitzuwippen oder sich dazu zu bewegen. Das Rhythmusempfinden wird vor allem linkshemisphärisch und damit über das rechte Ohr verarbeitet.

- Gehen Sie gerne ins Konzert? Dann sollten Sie das jetzt besonders häufig tun, um den Ohren einen anderen Reiz anzubieten. Achten Sie aber jetzt nicht nur auf die Melodie, sondern auch darauf, ob sich bestimmte Motive wiederholen; versuchen Sie, Strukturen und Ordnungen in einem Musikstück zu entdecken. Die musikalische Analyse wird von der linken Hirnhälfte (via rechtem Ohr) vorgenommen.

● Mein Tinnitus ist beidseitig

Was Sie tun können:

- Sicher ist der Tinnitus auf dem einen Ohr intensiver, auf dem anderen schwächer. Suchen Sie sich zunächst das Ohr, das stärker betroffen ist, und wählen Sie dann die Übungen aus, die oben beschrieben wurden. Widmen Sie sich dann der auditiv-sensorischen Grundübung (S. 80).

● Meinen Tinnitus nehme ich als Kopfgeräusch wahr

Was Sie tun können:

- Wer darunter leidet, wird zunächst Probleme mit Hörübungen haben, da das Summen oder Sirren im Kopf eigentlich ständig wahrnehmbar ist. Hier ist es besonders wichtig, nicht in Panik zu geraten und sich, auch wenn es schwer fällt, Musik und Klängen zuzuwenden. Konzentrieren Sie sich auf den 1. Baustein des Basistrainings, die musikunterstützte Tiefenentspannung.
- Entspannen Sie sich mit der Wasserübung (S. 78).

Tonlage des Tinnitus/Frequenzbereich der Hörminderung

Wenn sich Ihr Tinnitus nicht auf eine Frequenz festlegen lässt, reicht es schon aus zu wissen, ob er hoch, mittel oder tief ist und welche Klangcharakteristik er hat, das heißt, ob Sie ihn als Pfeifen, Sirren, Summen, Rauschen etc. wahrnehmen. In der Regel entspricht die Tonlage des Tinnitus dem Hörverlust: Wenn Sie also einen Hörverlust bei 4.000 dB haben, dann wird auch der Tinnitus in diesem Bereich liegen. Für Ihr eigenes musikalisches Training sollten Sie sich in diesem Fall Geräusche, Klänge und Musik suchen, die verstärkt die Frequenzen Ihrer Hörschwäche enthalten. Gehen Sie dazu nach der Frequenztabelle vor (S. 88). Sie schlagen so zwei Fliegen mit einer Klappe: Einerseits können Sie mit Ihren Übungen etwas gegen Ihre Hörschwäche tun, andererseits können Sie unter Umständen Ihren Tinnitus überdecken. Besteht Ihr Ohrgeräusch aus verschiedenen Geräuschen und Tönen, dann wird wahrscheinlich auch Ihre Hörminderung mehrere Frequenzbreiten in unterschiedlicher Ausprägung umfassen.

Lokalisation: Der Tinnitus auf beiden Ohren kommt häufig bei Patienten vor, die schon jahrelang Tinnitus auf einem Ohr hatten, der sie aber nicht sonderlich störte, bis sie ihn schließlich auch auf dem anderen Ohr bekamen.

Lokalisation: Kopfgeräusche entstehen meist dann, wenn der Tinnitus schon länger besteht und sich als sekundärer Phantom-Tinnitus im Gehirn zentralisiert hat.

Tonlage: Um die Tinnitus-Frequenz festzustellen, verändert der Prüfer den Ton des Audiometers so lange, bis Übereinstimmung mit dem Ohrgeräusch herrscht. Das ist natürlich nur möglich, wenn der Tinnitus einen definierbaren Ton hat und Sie diesen Ton auch bestimmen können.

● Mein Tinnitus klingt hoch

Was Sie tun können:

Tonlage: Der hohe Pfeifton ist wohl das häufigste Ohrgeräusch. Patienten mit Tinnitus im Hochtonbereich haben meist auch einen Hörverlust in den hohen Frequenzen.

- Suchen Sie sich ein angenehmes Geräusch oder einen Klang aus CD 1 und hören Sie aktiv zu, z. B. Nr. 40: Waldbach, Nr. 24: Kieselsteine, Nr. 39: Stadtpark Hongkong frühmorgens, Nr. 19: Klangstäbe. Überspielen Sie das Stück zwei oder dreimal in Folge auf eine Kassette und hören Sie ein Mal am Tag zur gleichen Zeit in dieses Stück hinein. Stellen Sie sich vor, dass sich Ihr Tinnitus in dieses Stück integriert.
- Schauen Sie in die Frequenztabellen (S. 87–90) und suchen Sie sich weitere Hörübungen aus, die Ihrem Tinnitus entsprechen, oder kaufen Sie sich Musik mit entsprechenden Instrumenten.

● Mein Tinnitus klingt im mittleren Bereich

Was Sie tun können:

Tonlage: Der Tinnitus im mittleren Frequenzbereich deutet auf eine Hörminderung in den mittleren Frequenzen.

- Suchen Sie sich ein angenehmes Geräusch oder einen Klang aus CD 1 und hören Sie aktiv zu, z. B. Nr. 41: Meereswellen, am Abend, 22: geschüttelte Dosen, Nr. 17 und 18: Klangschalen. Überspielen Sie das Stück zwei- oder dreimal in Folge auf eine Kassette und hören Sie ein Mal am Tag zur gleichen Zeit in dieses Stück hinein. Stellen Sie sich vor, dass sich Ihr Tinnitus in dieses Stück integriert.
- Schauen Sie in die Frequenztabellen (S. 87–90) und suchen Sie sich weitere Hörübungen aus, die Ihrem Tinnitus entsprechen, oder kaufen Sie sich Musik mit entsprechenden Instrumenten.

● Mein Tinnitus klingt im tiefen Bereich

Tonlage: Der Tinnitus im tiefen Frequenzbereich hängt meist mit einem tieffrequenten Hörverlust zusammen. Er kommt nicht sehr häufig vor, klingt wie Rauschen oder sehr tiefes Brummen und kann mit Druckgefühl oder Ohrensausen verbunden sein.

Was Sie tun können:

- Suchen Sie sich ein angenehmes Geräusch oder einen Klang aus CD 1 und hören Sie aktiv zu, z. B. Nr. 41: Meereswellen am Abend, 23: Regenrohr, Nr. 16: Klangschale. Überspielen Sie sich das Stück zwei- oder dreimal in Folge auf eine Kassette und hören Sie ein Mal am Tag zur gleichen Zeit in dieses Stück hinein. Stellen Sie sich vor, dass sich Ihr Tinnitus in dieses Stück integriert.

- Schauen Sie in die Frequenztabellen (S. 88–90) und suchen Sie sich weitere Hörübungen aus, die Ihrem Tinnitus entsprechen, oder kaufen Sie sich Musik mit entsprechenden Instrumenten.

● Tageszeitlicher Verlauf

Mein Tinnitus ist morgens stärker: Das könnte damit zusammenhängen, dass Sie sich nachts im Hals-Nacken-Bereich und/oder in den Kiefergelenken verspannen. Da diese Muskelpartien sich besonders intensiv auf unser Ohr auswirken, sollten Sie versuchen, der Sache auf den Grund zu gehen.

Was Sie tun können:
- Wenn Sie morgens verspannt und steif aufwachen, überprüfen Sie zuerst, wie Sie schlafen, was für ein Kissen, was für eine Matratze Sie haben. Gehen Sie zu einem Physiotherapeuten und tun Sie etwas für Rücken und Nacken.
- Wenn Sie neben einem Partner schlafen, fragen Sie ihn, ob Sie mit den Zähnen knirschen, Kiefergelenkverspannungen sind unter Tinnitus-Patienten sehr verbreitet. Sie können auch zu einem Kieferorthopäden gehen, er kann anhand der Beschaffenheit Ihrer Zähne und Ihres Bisses erkennen, ob Ihre Kiefergelenke in Ordnung sind oder nicht. Eine Beißschiene ist die Behandlung am Symptom, nicht an der Ursache; es gibt spezielle Übungen für die Kiefergelenke, die Verspannungen lösen und eine einseitig erschlaffte Muskulatur aufbauen. Wenden Sie sich dafür an einen erfahrenen Physiotherapeuten.
- Bewegen Sie Ihre Lippen genügend, wenn Sie sprechen? Überprüfen sie Ihre Mund- und Gesichtsmuskulatur, Lippen und Wangen befinden sich oft in eingefrorenem Zustand. Machen Sie mimisches Training, um Ihre Mund- und Kiefermuskulatur zu lösen und zu lockern.

Mein Tinnitus ist abends stärker

Was Sie tun können:
- Normalerweise ist der Tinnitus im Ruhezustand besonders laut. Wenn Sie sich ab und zu eine Ruhephase gönnen, werden Sie und auch die Tinnitus-Wahrnehmung davon profitie-

Tageszeitlicher Verlauf: Oft wird der Tinnitus während des Tages weniger laut und belästigend erlebt, dagegen vor allem in der Ruhe intensiver, was auf eine Maskierung durch Umweltgeräusche schließen lässt.

Tageszeitlicher Verlauf – morgens stärker: Lassen Sie sich von Ihrem Physiotherapeuten Übungen zeigen, damit Sie selbst aktiv werden können und Ihr Problem besser in den Griff bekommen.

Tageszeitlicher Verlauf – abends stärker: Wenn Sie erst abends »Zeit für Ihren Tinnitus« haben, ist das ein deutliches Zeichen dafür, dass Sie unter Hochdruck und mit viel Engagement arbeiten und sich offensichtlich zu wenig Ruhephasen gönnen.

Dauer: Davon ist die Therapie abhängig. Im akuten Zustand ist es wichtig, dass Sie sich in ärztliche Hände begeben. Je länger jedoch der Tinnitus anhält, desto mehr greifen Zusatztherapien.

ren, denn Sie werden sich gemeinsam mit Ihrem Tinnitus an Entspannungsphasen gewöhnen.

- Üben Sie die Minuten-Entspannung und bauen Sie sie in Ihren Alltag ein. Die Tagesspannung, die Sie brauchen, um bei der Sache zu bleiben, wird dadurch ab und zu unterbrochen, sodass Sie abends im Bett nicht plötzlich die ganze Spannung abbauen müssen.
- Konzentrieren Sie sich auf den 1. Baustein des Basistrainings: die musikunterstützte Tiefenentspannung. Tauschen Sie die Musik auch ruhig aus und stellen Sie sich eine neue Kombination zusammen, so wie es im Basistraining angegeben ist.
- Wenden Sie sich Ihrem Atem zu, üben Sie mit der Atemübung von CD 2, Track 1.

🔵 Tinnitus-Dauer

Mein Tinnitus ist akut: Ihr Tinnitus besteht weniger als drei Monate. Die Chancen, den Tinnitus in den Griff zu bekommen, sind gut. Standard schulmedizinischer Behandlung bei akuten Hörstörungen (Tinnitus mit und ohne Hörverlust) ist die Infusionstherapie und eventuell zusätzlich, besonders bei Lärmtraumata, die hyperbare Oxygenisation (HBO= Sauerstofftherapie). Das Ziel dieser Behandlungsmethoden ist es, die Energieversorgung des Innenohrs zu verbessern und Reparaturprozesse im Bereich mechanisch oder entzündlich veränderter Haarzellen zu fördern. Allerdings konnte die Wirksamkeit dieser Therapien bisher nicht nachgewiesen werden. Deshalb wird in vielen Ländern Westeuropas und in den USA die akute Innenohrstörung prinzipiell nicht therapiert. In Deutschland gehen die Meinungen darüber sehr auseinander. Die meisten Ärzte stehen der Infusionstherapie eher kritisch gegenüber. Dennoch ist die Infusionsbehandlung hierzulande quasi »Stand der ärztlichen Kunst«, und darum weicht man nur ungern von ihr ab.

Was Sie tun können:

- Wenn Sie Infusionen bekommen, dann sorgen Sie dafür, dass Sie krankgeschrieben werden. Die Herauslösung aus dem sozialen Umfeld gehört zur Therapie. Zudem sind die Infusionen anstrengend, sie können müde machen. Sport sollten Sie während dieser Zeit vermeiden. Die Infusionen sollen in der Regel langsam (4–5 Stunden) durchlaufen, dann werden sie besser vertragen.

- Wenn Sie keine Infusionen haben möchten, setzen Sie sich gegenüber Ihrem Arzt durch. Doch auch dann sollten Sie sich krankschreiben lassen, denn das oberste Gebot beim akuten Tinnitus ist Ruhe, Ruhe und nochmals Ruhe. Überlegen Sie gemeinsam mit Ihrem Arzt, was Sie sonst noch tun können.
- Vielen Patienten hilft es auch, wenn Sie sich aus ihrem Alltag ausklinken, viel spazieren gehen, aufs Land fahren, es sich einfach gut gehen lassen, vielleicht sogar Urlaub nehmen.

Dauer – akut: Die Meinungen zur Infusionstherapie sind sehr unterschiedlich. Entscheiden Sie mit, wie Sie behandelt werden möchten.

Mein Tinnitus ist subakut: Der Tinnitus besteht zwischen drei Monaten und einem Jahr. Auch hier haben Sie noch Chancen, dass Ihr Tinnitus wieder leiser wird oder vielleicht sogar verschwindet. In der subakuten Phase setzt man auf Begleittherapien wie Physiotherapie, unter Umständen kieferorthopädische Maßnahmen, in zunehmendem Maße Akupunktur und unter Umständen eine Psychotherapie. Alle nicht-schulmedizinischen Therapien können sowohl in der akuten als auch in der subakuten und chronischen Phase eingesetzt werden, sie müssen jedoch immer in den individuellen Behandlungsplan integriert werden.

Dauer – subakut: In dieser Phase werden im Rahmen der Schulmedizin manchmal Medikamente, auch Psychopharmaka, verabreicht. Wegen ihrer starken Nebenwirkungen werden sie aber nur ungern verschrieben.

Was Sie tun können:

- Es wird jetzt immer wichtiger, dass Sie sich Ihre eigenen Strategien entwickeln, denn nur Sie selbst können wissen, was Ihnen gut tut, um wieder in Ihre ausgeglichene Mitte zu kommen.
- Ist Ihr Belastungsgrad sehr hoch, sollten Sie vielleicht eine spezielle Tinnitus-Klinik aufsuchen und sich dort von kompetenter Seite helfen lassen. Auch eine TRT (Tinnitus-Retraining-Therapie) kann Ihnen vielleicht helfen. Von der Tinnitus-Liga können Sie erfahren, wo dieses Training durchgeführt wird. Adressen finden Sie im Anhang des Buches.

Dauer – chronisch: Auch hier besteht kein Grund, die Hoffnung aufzugeben. Ein Tinnitus wird lauter und leiser, es wird auch Momente geben, in denen Sie ihn nicht wahrnehmen. Akzeptieren Sie Ihren Zustand, integrieren Sie das Ohrgeräusch in Ihr Leben, das Sie sich so gut wie möglich gestalten sollten.

Mein Tinnitus ist chronisch: Der Tinnitus besteht länger als ein Jahr. Es mag vielleicht ernüchternd klingen, aber die Schulmedizin ist hier bisher noch völlig machtlos. Selbst wenn in diesem Stadium viele Ärzte davon ausgehen, dass ein chronischer Tinnitus für immer bleibt, so muss das nicht unbedingt der Fall sein. Es gibt bisher keine Studien, die eindeutig belegen, dass ein chronischer Tinnitus nie verschwindet. Genauso wenig gibt es allerdings Untersuchungen, aus denen hervorgeht, dass chronischer Tinnitus heilbar ist. Das liegt einfach daran, dass man dem Phänomen des Tinnitus erst seit einigen Jahren wirklich intensiv auf der Spur ist; Langzeitstudien fehlen.

Was Sie tun können:

- Als Betroffener werden Sie immer Menschen treffen, die seit Jahren Tinnitus haben, ohne dass sie darunter leiden. Sie messen ihm ganz einfach keine Bedeutung bei und werden Ihnen berichten, dass er mal stärker, mal schwächer wahrnehmbar ist, dass es auch Zeiten gibt, in denen er gar nicht da ist. Dieses Ziel sollten Sie erreichen. Ansonsten halten Sie sich an die Regeln, die auch für den subakuten Tinnitus gelten.

● Belastungsgrad

Die Abstufung von Schweregraden, die von dem HNO-Arzt und Tinnitus-Spezialisten Biesinger mit Kollegen durchgeführt wurde, sagt nicht nur etwas über die Belastung durch den Tinnitus aus, sondern sie bestimmt auch, welche Therapieformen für Sie notwendig sein können.

Belastungsgrad 1 und 2: Sie können Ihr Ohrgeräusch gut kompensieren, leiden nicht oder nur wenig darunter. Bei Grad 2 hören Sie Ihr Ohrgeräusch vor allem im Ruhezustand, vielleicht verstärkt es sich auch unter Stress.

Was Sie tun können:

- Bei Grad 1 und 2 können Sie selbst sehr viel tun, um Ihr Ohrgeräusch noch besser in den Griff zu bekommen. Denken Sie über Strategien nach (siehe S. 23 ff.).
- Alles, was Sie entspannt, sollten Sie jetzt probieren. Verwenden Sie dazu die Übungen aus diesem Buch oder schließen Sie sich einer Gruppe unter professioneller Leitung an.

116

- Wenn Sie schon vor dem Tinnitus unter Stressbelastung standen, überlegen Sie sich, ob Sie sich therapeutisch helfen lassen und ein Stressbewältigungs-Training erlernen.

Belastungsgrad 3 und 4: Ihre Tinnitus-Belastung ist extrem. Sie leiden mit Sicherheit auch unter Begleiterscheinungen wie Schlafstörungen, psychosomatischen Beschwerden, Angstzuständen oder Depressionen.

Was Sie tun können:
- Ihre Belastung können Sie nicht allein bewältigen, Sie brauchen dringend professionelle Hilfe. Dazu gehört eine psychologische Diagnostik und unter Umständen eine Retraining-Therapie und/oder eine stationäre Behandlung unter verhaltenstherapeutischen Gesichtspunkten.

7. Schritt: Ihr Hörverhalten. Auswertung und Selbsthilfemaßnahmen

Tragen Sie Ihre Gesamtpunktzahl des Tests zu Ihrem Hörverhalten hier ein.
Meine Gesamtpunktzahl: ....

Bis 30 Punkte: Sie gehen sehr bewusst mit Geräuschen, Klang und Musik um. Das wird Ihnen in Ihrer jetzigen Situation sehr zugute kommen.
31–49 Punkte: Ihr Hörverhalten könnte besser sein. Lesen Sie noch einmal die einzelnen Fragen durch und denken Sie darüber nach, was Sie ändern könnten.
50 Punkte und mehr: Höreindrücke rauschen an Ihnen vorüber. Sicher, Sie brauchen Musik, doch Sie sollten sich fragen, ob Sie Musik nicht gezielter und sinnvoller einsetzen wollen, damit sie Ihnen in Zukunft zu einer echten Hilfe werden kann.

Was Sie tun können:
- Zuerst müssen Sie mit Ihrem Hörverhalten bei sich selbst anfangen und sich von dem gewohnten Griff zum Radio trennen.

- Im Büro wird es schon schwieriger werden, wenn Sie sich mit Ihrem Wunsch nach weniger Hören durchsetzen wollen. Sie könnten versuchen, Kompromisse zu schließen, dafür zu sorgen, dass ein paar Mal am Tag »radiofreie Stunden« eingeführt werden oder dass das Radio so leise gestellt wird, dass Sie es an Ihrem Platz nicht mehr hören. Wenn Sie damit auf Granit beißen, lassen Sie sich an einen anderen Platz setzen, wenden Sie sich an den Betriebsrat oder an den Chef Ihrer Firma. Niemand hat das Recht, Sie mit Musik zu berieseln, die Sie nicht wollen.

- Wie schwierig es ist, sich gegen Hintergrundmusik zu wehren, zeigt sich oft auch in Restaurants. Das Argument, »die Gäste wollen das«, ist eine Ausrede; kaum ein Gast wird bemerken, wenn die Musik leiser oder vielleicht ganz abgeschaltet wird. Die Angestellten wollen die Musik, sie brauchen sie, um sich zu »pushen«, sie suchen sie ja auch nach eigenen Gesichtspunkten aus. Seien Sie also mutig, versuchen Sie auch hier, freundlich Kompromisse zu schließen. Bitten Sie darum, die Musik leiser oder wenigstens für eine halbe Stunde mal auszuschalten.

- Es gibt kaum eine Berufsgruppe, für die es keinen professionellen Gehörschutz gibt (Bauarbeiter, Musiker, Zahnärzte), und auch in der Freizeit kann man das eigene Gehör optimal schützen. Bei jedem dieser Ohrstöpsel werden spezielle Frequenzen gedämmt. Die Kosten belaufen sich ab ca. 25 € aufwärts. Auch Sie sollten sich adäquaten Gehörschutz besorgen, er gehört z. B. ins Reisegepäck wie die Zahnbürste. Was heißt adäquat? Einfache Ohrstöpsel aus Wachs oder Kunststoff dichten oft so stark ab, dass der Gehörgang zu schwitzen beginnt und sich Ekzeme bilden können. Empfehlenswerter ist Gehörschutz in Form von Kopfhörern: »Mickey-Mäuse«, die auch in lauten Betrieben verteilt werden. Das zurzeit Beste auf dem Markt ist Gehörschutz aus Silikon, er verspricht eine perfekte Passform, bietet eine Schalldämmung in verschiedenen Frequenzspektren an und sorgt für ausreichende Belüftung, Kosten: ca. 160 €; so viel geben Sie für eine gute Brille auch schon mal aus.

- Lassen Sie Walkman oder CD-Player öfter zu Hause, auch wenn es Sie unterwegs zum Büro oder zur Arbeit bisher ab-

Ihr Hörverhalten. Benutzen Sie Musik in Zukunft zweckgebunden und besorgen Sie sich guten Gehörschutz.

gelenkt hat. Hören Sie stattdessen mehr auf die Umwelt-geräusche. Dafür sollten Sie aber Ihre tragbaren Geräte mit-nehmen, wenn Sie in Urlaub gehen oder eine längere Bahn-fahrt vor sich haben. Dann nämlich können Sie sich ganz Ihrem Höreindruck widmen; lesen Sie nicht dabei, sondern lauschen Sie aufmerksam.

- Wenn Sie Musik immer körperlich spüren, dann scheinen Sie vor allem Bässe und das Schlagzeug zu lieben, denn das ist Musik, die den Körper unmittelbar anspricht. Schalten Sie doch mal um, hören Sie mal leiser, mal andere, hellere Instrumente und mal weniger rhythmisch und spüren Sie, wie sich das auf Sie auswirkt.

Ein Wort zur Stille

»Stille meiden« ist das Credo einer jeden Tinnitus-Therapie. Stille meiden – gibt es sie überhaupt, die Stille? Und wie hört sie sich denn an? Stille – die unheimliche und leblose Grabesstille erleben wir nur selten, sie kann wohl schlecht gemeint sein. Aber da gibt es noch die Stille, die wir finden, wenn wir im Winter aufs Land fahren und an ruhigen Tagen durch schneebedeckte Wiesen wandern. Doch auch diese Stille ist keine echte Stille, denn wir hören das Knirschen des Schnees unter unseren Füßen, und wir nehmen die Umweltgeräusche, das Knacken des Holzes, die Autos in der Ferne, emsige Meisen in den Bäumen noch viel intensiver wahr, als wenn es lauter wäre an einem solchen Tag.

Mit »Stille meiden« ist gemeint, dass Stille, die zur Ruhe führt, den Tinnitus verstärkt und eine Umgebung, die wenige Geräusche bietet, den Tinnitus stärker werden lässt. Doch soll ein Tinnitus-Leidender wirklich die Ruhe meiden? Oder soll er sich gar den ganzen Tag über mit Radiogeräuschen »versorgen«, um dem Tinnitus zu entgehen? Gibt es nicht auch in der auditiv reizarmen Umgebung immer noch genügend Angebote für die Ohren, wenn wir nur genau hinhören?

Der Satz ist widersprüchlich und sicher keine gute Empfehlung. Mein Credo aus der Sicht der Musiktherapie heißt: »Stille suchen, um Ruhe zu finden«, und ich meine mit Stille das innere Stillwerden. Martin Luther, der unter Hörstürzen und Tinnitus litt, wählte Jesaja 30/15 zu seinem Wahlspruch: »Durch Stillesein und Hoffnung werdet ihr stark sein«. Dieses Credo sollte das alte Credo (Stille meiden) ersetzen. Stille ist das Innehalten der Natur, Stille kann so auch zum Innehalten für jeden Tinnitus-Leidenden werden.

Anhang

Ausgewählte Literatur

Allgemeine Themen rund ums Ohr

- Plath, Peter: Lexikon der Hörschäden, Gustav Fischer Verlag, München 1995

Das Lexikon enthält wichtige Begriffe aus dem medizinischen Bereich, aus dem Bereich der Hörgerätetechnik, aus dem pädagogischen Bereich und aus dem Bereich des Verbandwesens und des Rechts. In mehr als 220 Stichworten werden die häufigsten Fragen beantwortet, wie z.B.: Was ist die Menièresche Krankheit? Welche Formen von Hörgeräten gibt es? Was ist Altersschwerhörigkeit? Wie ist das Ohr aufgebaut?

- Knör, Elke: Hörstörungen. Behandlung und Pflege, Kohlhammer, Stuttgart 1999

Die Autorin ist seit 1998 Präsidentin der Deutschen Tinnitus-Liga. In dem Buch vermittelt sie einen Überblick über die verschiedenen Erkrankungen, die zu vorübergehenden und bleibenden Hörstörungen führen können.

Thema Tinnitus

- Biesinger, Eberhard: Die Behandlung von Ohrgeräuschen. Wichtig: Die richtigen Schritte im Akut-Fall. So nutzen Sie alle Chancen der modernen Tinnitus-Therapie. Was Ihnen das Leben leichter macht. Trias Verlag, Stuttgart 2002

Dieses Buch, das erstmals 1996 erschien, ist schon ein Standardwerk. Der Autor war bis 1990 als Oberarzt an der Universitäts-HNO-Klinik in Tübingen tätig, bevor er sich 1991 als HNO-Arzt in Traunstein niederließ. Seine Arbeitsschwerpunkte liegen in der Diagnostik und Therapie von Halswirbelsäulen-bedingten Krankheitsbildern im Kopfbereich und in der Behandlung von Tinnitus-Patienten. Er gibt mit diesem Buch einen Überblick über die Theorien der Entstehungsursachen von Tinnitus und über die verschiedenen Therapiemöglichkeiten.

- Hallam, Richard: Leben mit Tinnitus. Wie Ohrgeräusche erträglicher werden, rororo TB, Reinbek 1996

Richard Hallam ist klinischer Psychologe und spezialisiert in der Verhaltenstherapie von Angststörungen. Seit 1981 arbeitet er im Royal National Throat Nose and Ear Hospital in London und entwickelte dort in Kooperation mit Audiologen eine tinnitusspezifische Gruppentherapie. In diesem

Buch berichtet er über seine Erfahrungen mit Patienten und beschreibt Bewältigungsstrategien, wie z. B. Techniken der kognitiven Therapie, Entspannungsmethoden und Autosuggestion.

- Hesse, G., Nelting, M. u. Schaaf, H. (Hg.): Tinnitus: Leiden und Chance, Profil Verlag, München 1997

Die Autoren gründeten bundesweit die erste Tinnitus-Spezialklinik in Arolsen. Die Klinik ist heute auch Begegnungsstätte für HNO-Ärzte und Therapeuten, die sich informieren oder bezüglich Tinnitus weiterbilden wollen. In diesem Buch wird sehr ausführlich auf den komplexen Vorgang des Hörens eingegangen und auf die Möglichkeiten, das chronische Tinnitus-Leiden zu behandeln. Die Autoren beschreiben verschiedene Methoden wie Wahrnehmungstraining, Schlaftrituale, Psychotherapie etc.

- Kellerhals, B., Zogg, M.: Tinnitus-Hilfe. Ein Arbeitsbuch für Patienten und ihre ärztlichen und nichtärztlichen Helfer. Karger Verlag, Basel 1996

Prof. Kellerhals gehört in der Schweiz zu den Fachärzten, die sich auf Tinnitus spezialisiert haben. Sein Ratgeber ist sehr verständlich geschrieben und gibt dem Betroffenen viele Hinweise darauf, was er gegen sein Leiden unternehmen kann. Kellerhals geht es vor allem darum, die »fehlerhafte Software im Gehirn wieder umzuprogrammieren«.

Thema Hörsturz

- Klomsdorff, Rato-Gerrit: Hörsturz – und danach? Entstehung, Nachsorge, Vorbeugung. Ein Ratgeber für Betroffene und Fachleute. Asanger Verlag, Heidelberg 1995

Über die Ursachen des Hörsturzes wird noch gerätselt. Klomsdorff berichtet über Entstehungstheorien und gibt viele Hinweise, wie man mit dem Hörsturz umgehen sollte und was man zur Vorbeugung des wiederkehrenden Hörsturzes unternehmen kann.

Thema Hyperakusis

- Hyperakusis und Tinnitus. Herausgeber: Tinnitus-Klinik Arolsen. Profil Verlag, München 1999

Über die Geräuschempfindlichkeit, die auch bei Tinnitus-Patienten einen wesentlichen Anteil ihres Beschwerdebildes ausmachen kann, ist bisher wenig in der Fachpresse publiziert worden, und selbst die Begrifflichkeit ist weitgehend unklar. In dieser Broschüre wird der Begriff »Hyperakusis« medizinisch definiert und unterschieden von der Geräuschempfindlichkeit bei Schwerhörigkeit, dem so genannten »Recruitment« und der Phonophobie. Dargestellt werden dabei nicht nur die möglichen Probleme, sondern auch die unterschiedlichen Herangehensweisen einschließlich patientenorientierter Übungen.

Thema Schwindel

- Lempert, Thomas: Wirksame Hilfe bei Schwindel. Was dahinter steckt und wie Sie ihn wieder los werden. Trias Verlag, Stuttgart 1999

Thomas Lempert ist Oberarzt der Neurologischen Abteilung des Universitätsklinikums Rudolf Virchow in Berlin. Sein Forschungsschwerpunkt gilt den verschiedenen Gebieten der Neurologie. Mit diesem Ratgeber macht er die zahlreichen Ursachen für Schwindel verständlich, zeigt Möglichkeiten und Grenzen der Behandlung. Ein Übungsprogramm und ein Glossar runden das Buch ab.

- Schaaf, Helmut: Morbus Menière. Ein psychosomatisch orientierter Leitfaden. Springer Verlag, Heidelberg/Berlin 2000

Der Autor, Arzt an der Tinnitus-Klinik in Bad Arolsen, leidet selbst unter dieser Krankheit. Er hat mit diesem Buch einen sehr verständlichen und nützlichen Ratgeber aus Sicht des Patienten und des behandelnden Arztes geschrieben. Der Leser erfährt alles über mögliche Therapien und Anleitungen zur Selbsthilfe.

- Die Menièresche Krankheit. Schwindel, Tinnitus und Hörverlust. Ein Einstieg für Betroffene und Angehörige. Hg.: Tinnitus-Klinik Bad Arolsen, Kommunikation und Information Morbus Menière (K.I.M.M.) und Deutsche Tinnitus-Liga (DTL). Profil Verlag, München 1998

Die Broschüre ist für den Patienten und seine Angehörigen geschrieben und wurde in Zusammenarbeit mit den Selbsthilfegruppen K.I.M.M. und DTL herausgebracht. Es wird die Menièresche Erkrankung in ihren Auswirkungen und in den bisher verstehbaren und verstandenen Grundlagen ausführlich dargestellt. Dabei wird auch auf die seelischen und psychosomatischen Begleiterscheinungen eingegangen. Im Blickwinkel sind immer die Bewältigungsmöglichkeiten, um trotz aller Schwere der Krankheit einen guten Umgang mit ihr zu ermöglichen.

Wichtige Adressen

Deutsche Tinnitus-Liga e.V. (DTL), Am Lohsiepen 18, 42369 Wuppertal, Tel. 0202-246520, Fax: 2465220, Internet: http://www.tinnitus-liga.de, e-mail: dtl@tinnitus-liga.de, Info-Telefon: 0190-250205, Faxabruf: 0190-250206

Österreichische Tinnitus-Liga (ÖTL), Postfach 23, A-8029 Graz, Fax: (043) 0316-289-13, e-mail: koller.oetl@sime.com

Schweizerische Tinnitus-Liga, Sekretariat Ländliweg 12, CH-5400 Baden, Tel./Fax: (041) 056-222-8140

KIMM Kontakt und Information für Morbus Menière e.V., Kastanienweg 5, 71404 Korb-Kleinheppach, Tel.: 07151-64113, Fax: 600595

Deutscher Schwerhörigenbund (DSB), Breite Straße 3, 13187 Berlin, Tel. 030-541114, Fax: 541116, e-mail:dsb@schwerhoerigkeit.de, Internet: http://www.schwerhoerigkeit.de

Schule des Hörens, Marienstraße 3, 50825 Köln, Tel. 0221-9553367, Fax: 0221-9553343, e-mail: sdh@is-koeln.de und hoeren@aol.com Internet: www.is-koeln.de\sdh

Hannoversche Cochlear-lmplant-Gesellschaft e.V. Hals-Nasen-Ohren-Klinik, Medizinische Hochschule Hannover, Carl-Neuberg-Straße 1, Tel. 0511-5326S03, Fax: 0511-5323293

Deutsche Gesellschaft zur Förderung der Gehörlosen und Schwerhörigen e.V., Niemöllerallee 18, 81739 München, Tel. 089-67920248, Fax: 089-67920249,

Deutscher Gehörlosen-Bund e.V., Paradeplatz 3, 24768 Rendsberg, Tel. 04331-589722, Fax: 04331-589745

Österreichischer Schwerhörigenbund (ÖSB), Franckstraße 7/7, A-8010 Graz, Tel. (043) 0316-671828

BSSV – Bund Schweizerischer Schwerhörigen-Vereine, Schaffhauser Straße 7, CH-8042 Zürich; Tel. (041) 013631200, Fax: (041) 013631303, e-mail: bssv@blue-win.ch, Internet: www.bssv.ch

Deutscher Arbeitsring für Lärmbekämpfung (DAL) Frankenstraße 25, 40476 Düsseldorf

Kliniken und Reha-Zentren (eine Auswahl)

Tinnitus Klinik »Große Allee«, Große Allee 3, 34454 Arolsen, Tel.: 05691/8966, Fax 05691/896900, Internet: http://www.tinnitus-klinik.de

Brunnen-Klinik. Blomberger Str. 9, 32805 Horn-Bad Meinberg, Tel.: 05234-9060, Fax: 05234-906-400, Internet: http://www.dbkg.de

Bosenberg-Klinik, Am Bosenberg, 66606 St. Wendel, Tel.: 0681-140, Fax: 06851-14195, Internet: www.mediclin.de/kliniken/stwendel/bosenberg.html

Hufeland-Klinik, Taunusallee 5, 56130 Bad Ems, Tel.: 02603-420, Fax: 02603-42-1800

Baumrainklinik, Lerchenweg, 57319 Bad Berleburg, Tel.: 02751-870, Fax: 02751-87457, Internet: www.baumrainklinik.de

Klinik St. Urban, Sebastian-Kneipp-Str .13, 79104 Freiburg, Tel.: 0761-2107-0, Fax: 0761-612, Internet: www.st.-urban.de

Klinik Roseneck, Am Roseneck 6, 83209 Prien, Tel.: 08051-680, Fax: 08051-683563, Internet: www.schoen-kliniken.de

Klinik am Stiftsberg, Sebastian-Kneipp-Allee 7, 87730 Bad Grönenbach, Tel.: 08334-981500, Fax: 08334-981-500, Internet: www.klinik-am-stiftsberg.de

Reha-Zentrum für Hörgeschädigte, Paradeplatz 3, 24768 Rendsburg, Tel. 04331-58970 Fax: 04331-589745, e-mail: info@hoergeschaedigt.de, Internet: www.hoergeschaedigt.de

Inhaltsübersicht CD 1

So hören Menschen mit Hörproblemen

Hörtest

Auditiver Stresstest

Basistraining Baustein 2: Innenohr-Gymnastik für eine Woche

1. Tag

2. Tag

Inhaltsübersicht CD 2

Quellenangaben CD1

Track 1–5: Motiv aus der Galliarde von Leo Délibes, aus: »Le roi s'amuse«. Bruton Music, BCC 26.

Track 21: Haubenlerche aus: Franck-Kosmos Verlags GmbH & Co., Stuttgart; Detlev Singer: Singvögel. Alle mitteleuropäischen Singvögel. ISBN 3-440-05709-7.

Track 25 und 26 aus: »Bewegte Klänge«. Aufnahme: Annette Cramer.

Track 27 aus: Hörbilder. Spaziergänge mit dem Ohr. »Auf Reisen«. Aufnahme: Annette Cramer.

Track 28 und 29 aus: Hörbilder. Spaziergänge mit dem Ohr. »Am Wasser«. Aufnahme: Annette Cramer.

Track 30: Aufgenommen und mit Engage-Algorithms bearbeitet von Andreas Silzle.

Track 31 aus: Haydn: Andante aus der Symphonie Nr. 96. NAXOS. HNH International Ltd. »Night Music«. CD-Nr. 8551122, 1989. Das Haydn-Motiv wurde mit Engage-Algorithms bearbeitet von Andreas Silzle.

Track 32 aus: »Eine Hand voll Klänge«. Aufnahme: Annette Cramer (Klangschalen).

Track 34–38: Mönchsgrasmücke, Nachtigall, Singdrossel, Stieglitz, Sommergoldhähnchen aus: Franck-Kosmos Verlags GmbH & Co., Stuttgart; Detlev Singer: Singvögel. Alle mitteleuropäischen Singvögel. ISBN 3-440-05709-7.

Track 39 aus: Hörbilder. Spaziergänge mit dem Ohr. »Auf Reisen«. Aufnahme: Annette Cramer.

Track 40 aus: Hörbilder. Spaziergänge mit dem Ohr. »Am Wasser«. Aufnahme: Annette Cramer.

Track 41 aus: Hörbilder. Spaziergänge mit dem Ohr. »Am Wasser«. Aufnahme: Annette Cramer.

Quellenangaben CD 2

Track 2 aus: »Ein Hand voll Klänge«. Aufnahme: Annette Cramer (Piano).

Track 3: »Mysterious Night« aus: Reflections of Nature. Mountain Stream. CD-Nr. RNCD 9204.

Track 4 aus: »Klangfächer«. Aufnahme: Annette Cramer und Christina Zachmeier (Monochord und Leier).

Track 5 aus: »Klang-Pyramiden-Klang«. »Klangfarben«. Studio für Klangkörper. Wolfgang Deinert-Lörler. Mit Hildegard Lörler und Wolfgang Deinert-Lörler (Klangröhren). CD-Nr. KLP 1609 CD 1994.

Track 6 aus: »Chorale« von Patrick Hawes, aus: »Dreaming Spires«. Cavendish Music LC 7053. CAVCD 81 (Sonoton).

Track 8 aus: Edward Grieg: »2 Melodien«. Bruton Music BCC 14.

Track 9 aus: Mozart: Hornkonzert Nr. 4. Aus: NAXOS. HNH International Ltd. Titel: Night Music. CD-Nr. 8551125, 1989.

Track 10 aus: »Orfeus und Eurydike«. Sonia Classic. CD 74495. LC 8368 (Sonoton).

Track 11 aus: »Jeux d‹Enfants«. Bruton Music. BCC 37.

Track 12 aus: Händel: Concerto grosso D-Dur op. 6 Nr. 5. Sonia. CDS 74440. LC 8368 (Sonoton).

Es konnten nicht alle Rechteinhaber ermittelt werden. Berechtigte Ansprüche werden abgegolten.